中国医学临床百家·病例精解

首都医科大学附属北京佑安医院
妇产科疾病
病例精解

金荣华 / 总主编

孟　君 / 主　编

U0333108

科学技术文献出版社
SCIENTIFIC AND TECHNICAL DOCUMENTATION PRESS
·北京·

图书在版编目（CIP）数据

首都医科大学附属北京佑安医院妇产科疾病病例精解 / 孟君主编. —北京： 科学技术文献出版社，2022.5

ISBN 978-7-5189-8912-6

Ⅰ.①首… Ⅱ.①孟… Ⅲ.①妇产科病—病案—分析 Ⅳ.① R71

中国版本图书馆 CIP 数据核字（2022）第 013783 号

首都医科大学附属北京佑安医院妇产科疾病病例精解

策划编辑：蔡 霞 责任编辑：吴 微 责任校对：张永霞 责任出版：张志平

出 版 者	科学技术文献出版社	
地 址	北京市复兴路15号 邮编 100038	
编 务 部	（010）58882938，58882087（传真）	
发 行 部	（010）58882868，58882870（传真）	
邮 购 部	（010）58882873	
官 方 网 址	www.stdp.com.cn	
发 行 者	科学技术文献出版社发行 全国各地新华书店经销	
印 刷 者	北京虎彩文化传播有限公司	
版 次	2022 年 5 月第 1 版 2022 年 5 月第 1 次印刷	
开 本	787×1092 1/16	
字 数	138 千	
印 张	14	
书 号	ISBN 978-7-5189-8912-6	
定 价	118.00元	

妇产科中心

首都医科大学附属北京佑安医院
妇产科疾病病例精解
编者名单

主　编　孟　君

副主编　庞秋梅　刘　青　朱云霞

编　委 （按姓氏拼音排序）

白　羽　　边美娜　　常灵芝　　高　翔　　侯　颖

李秀兰　　刘　青　　马晓鹏　　孟　君　　庞秋梅

冉　冉　　王　明　　魏　宏　　张　冲　　张　颖

张志红　　赵　薇　　赵　雯　　赵志强　　周　鑫

朱云霞

秘　书　李秀兰（兼）　　魏宏（兼）

主编简介

孟　君　首都医科大学附属北京佑安医院妇幼中心主任，主任医师，硕士研究生。1996—1997 年美国哈佛大学医学院访问学者，中国妇幼保健学会妇幼微创专业委员会宫腔镜学组委员，北京医学会妇产科学分会委员，首都医科大学妇产科学系委员，北京市丰台区"两癌"筛查技术专家组成员。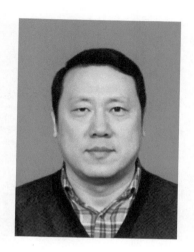

序　言

　　首都医科大学附属北京佑安医院是一家以感染、传染及急慢性相关性疾病群体为主要服务对象和重点学科，集预防、医疗、保健、康复为一体的大型综合性医学中心，形成了病毒性肝炎与肝癌、获得性免疫缺陷综合征（艾滋病）与新发传染病、感染免疫与生物医学三大领域的优势学科。建有北京市肝病研究所、北京市中西医结合传染病研究所、国家中西医结合肝病重点专科、北京市乙型肝炎与肝癌转化医学重点实验室、北京市艾滋病重点实验室、北京市重大疾病临床数据样本资源库、首都医科大学肝病与肝癌临床研究所、北京市国际科技合作传染病转化医学基地。

　　作为感染性和传染性疾病的临床救治中心，首都医科大学附属北京佑安医院承担着北京市，乃至全国突发公共卫生事件及重大传染病的应急和医疗救治任务，积累了大量宝贵的临床经验。随着医学科技的进步，临床专业的划分与定位也日趋精细，对疾病诊疗精准化要求也不断提升。为让临床医生更好地掌握诊治思路、锻炼临床思维、提高诊疗水平，我们将收治的部分典型或疑难病例进行了分门别类的整理，并加以归纳总结和提炼升华，以期将这些宝贵的临床经验更好地留存和传播。

　　本套丛书是典型及疑难病例的汇编，是我院16个重点学科临床经验的总结和呈现，每个病例从主要症状、体征入手，通过病例特点的分析，逐步抽丝剥茧、去伪存真，最终找到疾病的本质，给予患者精准的诊疗。每个病例均通过对临床诊疗的描述，展示出编者的临床思维过程，最后再以病例点评的形式进行总结，体现了理论与实践的结合、多学科的紧密配合，是科室集体智慧的结晶，是编者宝贵经验的精华，相信对大家开拓临床思维、提高临床诊疗水平有所裨益。

本套丛书的编写得到了首都医科大学附属北京佑安医院广大专家们的大力支持和帮助，在此表示感谢。但由于水平有限，书中难免出现错漏之处；加之医学科学快速发展，部分观点需要及时更新，敬请广大读者批评指正。我们也将在提升医疗水平的同时，持续做好临床经验的总结和分享，与大家共同进步，惠及更多的同行与患者。

金荣华

前　言

　　病例报告是医学论文的一种常见体裁，属于描述性研究，能为临床医生和医学科研工作者提供可以应用的临床实际的资料。据统计，每年发表在各类期刊的病例报告数量为 16 000～20 000 篇。病例报告是描述少见的临床事件的唯一方式，是收集与记录疾病的临床特征、分布频率、危险因素、治疗与预后等第一手资料的研究手段。教学医院利用特殊病例资料开展教学，可以指导学生更好地将理论与实践相结合，增强各级医务人员的责任心，提高医疗质量管理水平，减少医疗纠纷的发生。首都医科大学附属北京佑安医院传染病妇产科的临床诊疗能力和科研水平在国内同行业中走在学术前沿，是北京市妊娠合并重症肝病转诊抢救中心，是乙肝、获得性免疫缺陷综合征（艾滋病）、梅毒母婴阻断诊疗中心，是国内规模最大的传染病妇产科，多次承担国家级、北京市重大科研项目。首都医科大学附属北京佑安医院优势二级学科有 5 个：传染病母婴阻断、妊娠合并重症肝病救治、妇科内窥镜、计划生育、新生儿科。每年收治大量合并各类传染病、肝病妇产科患者，近 3 年来，平均年门诊量近 6 万人次，拥有床位 76 张，年分娩量近 3000 人次，已成功实施上万例乙肝母婴阻断，成功率近 100%；在首都医科大学附属北京佑安医院强大的肝病治疗平台的支持下，每年本院传染病妇产科能够救治数十例合并各类重症肝脏疾病的孕产妇。为使各级临床医师及医学生能够更好地了解这些疾病的救治经验，首都医科大学附属北京佑安医院妇产科 20 余位医师在金荣华院长的指导下，对部分典型病例进行了分类总结，力图把我们工作中的经验教训展示给大家。相信本书能以独特的视角给妇产科专业或其他专业的医生提供良好的经验借鉴，书中内容属我们个人的看法，不代表任何学会暨官方机构观点，欢迎读者提出批评和建议。

目　录

第一章
产科暨计划生育病例

病例 1　妊娠期急性脂肪肝

病历摘要

【基本信息】

患者，女，27岁，主诉"停经 36^{+6} 周，眼黄 4 天"，从外地转入我院。

现病史：平素月经规律，停经 1 月余自行早孕试纸检测阳性，40 余天出现早孕反应，行超声检查提示双胎妊娠（双绒双羊），孕早期无发热、皮疹及腹痛等不适。孕 4 月余自感胎动，孕期未规律产检，未行唐氏筛查、大排畸筛查及糖耐量检查，孕期偶有鼻出血症状。36^{+2}周出现眼黄、尿黄，并逐渐加重，于当地医院检验肝功能、凝血功能异常，考虑为妊娠期急性脂肪肝，遂转入我院。患者自发病以来，自感乏力、纳差、恶心、呕吐，喜冷饮，偶伴有右上腹隐痛。

既往史：患者否认病毒性肝炎家族聚集现象，否认肝炎患者接触史，否认慢性病、外伤史、输血史，否认药物过敏史。2010年因羊水少行剖宫产，手术顺利。

【体格检查】

生命体征平稳，全身皮肤及巩膜重度黄染，心肺未闻及异常，双下肢水肿（++++）。

【辅助检查】

肝功能（2016-3-12）：ALT 384 U/L，AST 292 U/L，ALB 27 g/L，TBIL 165.8 μmol/L，DBIL 121.9 μmol/L，IBIL 43.9 μmol/L。肾功能（2016-3-13）：GLU 2.66 mmol/L，CREA 88.5 μmol/L，UREA 3.96 mmol/L，钾 3.11 mmol/L，钠 138.3 mmol/L，氯 104 mmol/L，ALT 101.1 U/L，AST 126 U/L，ALB 16.9 g/L，TBA 35.2 μmol/L。凝血功能（2016-3-12）：PT 18.3 s，APTT 47.7 s，TT 33.6 s，PTA 70%，FIB 2.36 g/L。凝血功能（2016-3-13）：PTA 44%，APTT 46.3 s，TT 31 s，PT 19.7 s，FIB 0.37 g/L。血常规（2016-3-12）：WBC 10.16×10^9/L，NEUT% 75%，HGB 106 g/L，PLT 135×10^9/L。血常规（2016-3-13）：WBC 9.32×10^9/L，NEUT% 70%，HGB 99 g/L，PLT 90×10^9/L。HCV 阴性、RPR 阴性、HIV 阴性。产科B超：双胎妊娠，两胎儿如孕34周大

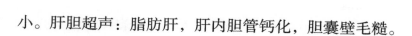

小。肝胆超声：脂肪肝，肝内胆管钙化，胆囊壁毛糙。

【诊断】

① G36^{+6}W，G2P1；②妊娠期急性脂肪肝（acute fatty liver of pregnancy，AFLP）；③双胎妊娠；④瘢痕子宫；⑤低蛋白血症；⑥轻度贫血；⑦低钾血症。

诊断分析：孕妇出现喜冷饮，眼黄、尿黄，自感乏力，纳差，有恶心、呕吐消化道症状，偶伴有右上腹隐痛病史；化验各种病毒标志物阴性，转氨酶中度升高，胆红素升高，血糖低，凝血功能异常，血小板降低；肝脏B超提示脂肪肝。结合病史和辅助检查可以诊断为AFLP。AFLP需与重型肝炎和妊娠高血压疾病（HELLP综合征）相鉴别诊断。

【诊疗经过】

术前：入院后评估病情严重，启动抢救小组；给予心电监护、吸氧、补液支持治疗；术前给予输血浆800 mL，纤维蛋白原2 g纠正凝血功能异常；与患者及其家属充分沟通及科内危重病例讨论，术前备血充足行剖宫产终止妊娠。

术中全身麻醉满意后行纵向切口逐层进腹见组织高度水肿，淡黄色腹腔积液量约300 mL，切开水肿子宫肌层后破膜，暗绿色羊水，稀薄，量约800 mL，以左枕前胎位（left occiput anterior，LOA）娩一男婴，体重2400 g，无窒息，无畸形；再次破膜，羊水暗绿色，黏稠，量约400 mL，以LOA娩出第二个男婴，体重2300 g，轻度窒息，无畸形。子宫体注射缩宫素20 U，胎盘、胎膜娩出完整，子宫布袋样，收缩极差，给予按摩子宫，强力药物促进宫缩，间断缝合子宫两侧切口，宫腔内放置水囊 500 mL 压迫止血，并给予输血、补液等积极处理，保持生命体征平稳及内环境稳定，术中共计出血约 1500 mL，术中补液 1300 mL，输红细胞悬液 1200 mL，血浆 800 mL，纤维蛋白原 4 g。

术后转入 ICU 病房继续给予心电监护、吸氧、补液支持治疗，纠正凝血功能，动态监测胆红素、转氨酶、凝血功能、血红蛋白及血小板、电解质等，治疗 2 天，病情平稳转回产科病房，术后给予促子宫复旧、纠正低蛋白血症，维持水电解质平衡等治疗。监测各项化验指标逐渐正常，患者转危为安，术后 14 天痊愈出院。

产后 42 天门诊复查，新生儿及产妇病情平稳。

病例分析

AFLP 是发生在妊娠晚期涉及多个医学领域的危重症疾病，主要病变为肝脏脂肪变性，其发病率较低，但起病急、进展快，短期内可发生多脏器损伤，母婴病死率很高，又称妊娠特发性脂肪肝。目前，其病因尚不完全明确，发病机制可能与线粒体脂肪酸氧化障碍相关，胎儿由于缺乏长链 3- 羟酰基辅酶 A 脱氢酶，使长链脂肪酸不能氧化，引起肝脏脂肪代谢障碍，发生 AFLP；也有学者发现其可能与体内激素变化有关，妊娠后体内雌激素、孕激素升高，线粒体的超微结构发生变化，降低线粒体内脂肪酸 β 氧化作用，从而使肝细胞脂肪变性；还有研究表明 AFLP 可能与细菌、真菌的感染有关，且妊娠期高血压与 AFLP 发病机制亦密切相关。诊断主要依靠临床表现和辅助检查，其临床表现为：AFLP 一般发生于妊娠第 30～38 周，多见于妊娠晚期 35 周左右的初产妇，发病率为 1/30 000～1/7000，病史多为上腹部疼痛，伴恶心、呕吐、喜食冷饮、纳差等消化道症状，严重者可进一步发展为急性肝功能衰竭，出现全身黄疸、凝血功能障碍、低血糖、肾功能不全、呼吸功能障碍、肺部感染、脑水肿、心力衰竭等并发症。辅助检查检验结果显示白细胞升高、血小板下降、血清胆红素明显升高，以直接胆红素为主，转氨酶轻至中度升高，血氨明显升高，血糖降低，血肌酐明显升高，尿胆红素阳性。行肝脏超声检查提示脂肪肝。AFLP 的治疗原则是早诊断、早治疗，及时终止妊娠是治疗关键，但终止妊娠前应及时纠正凝血功能障碍、低血糖及酸碱平衡和电解质紊乱，避免手术中出血过多，可给予维生素 K、新鲜冰冻血浆、纤维蛋白原、血小板等输注。对于分娩方式的选择，需结合病史及查体制定个体化方案，但现在多数主张剖宫产终止妊娠，因为 AFLP 极易出现胎儿窘迫，并且因凝血功能障碍手术中极易出现腹壁血肿、产后出血，故建议采取腹壁纵切口，宫腔填塞水囊压迫止血，术中仔细操作止血。AFLP 产妇，如给予治疗及时，产后 4 周肝脏功能基本恢复正常，一般预后较好。

病例点评

　　该患者孕期未行系统产前检查，孕晚期出现消化道症状、黄疸且病史典型，辅助检查结果支持 AFLP 诊断，凝血功能及肝肾功能异常，入院后给予积极补液支持、保肝治疗，纠正

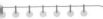

凝血功能，在麻醉科、产科、内科的多学科合作下，及时行剖宫产终止妊娠，术中因组织严重水肿，子宫收缩力不良，发生产后出血，给予补液，输血浆、红细胞及纤维蛋白原，纠正低蛋白、低血糖治疗，宫腔放置水囊预防子宫出血，最终母婴平安，患者获得良好的妊娠结局。治疗方面，对于发展至不可逆性肝衰竭、肝性脑病的患者，目前，应用人工肝支持技术和肝移植治疗肝功能衰竭已取得理想效果。目前研究表明，AFLP患者有再次妊娠后复发的报道，AFLP 与其子代脂肪酸代谢障碍关系密切，推测该类患者可能存在基因异常，未来针对病因进行的基因检测与分析，将成为 AFLP 研究的重点。

（张志红　魏　宏）

参考文献

[1] KAMIMURA K，ABE H，KAWAI H，et al. Advances in understanding and treating liver diseases during pregnancy：a review[J]. Word J Gastroenterol，2015，21（17）：5183-5190.

[2] KOBAYASHI T，MINAMI S，MITANI A，et al. Acute fatty liver of pregnancy associated with fetal mitochondrial trifunctional protein deficiency[J]. J Obstetrics Gynecology Research，2015，41（5）：799-802.

[3] KNIGHT M，NELSON-PIERCY C，KURINCUK J J，et al. A prospective national study of acute fatty liver of pregnancy in the UK [J]. Gut，2008，57（7）：951-956.

[4] 蒋晓岚，杨帆，王佳，等 . 妊娠期急性脂肪肝 100 例临床分析 [J]. 医药前沿，2016，6（26）：137-138.

[5] 孙建 . 妊娠期急性脂肪肝终止妊娠时间对母婴预后的影响 [J]. 世界最新医学信

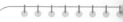

息文摘，2016，16（54）：53-54.

[6] JIN F，CAO M，BAI Y，et al. Therapeutic effects of plasma exchange for the treatment of 39 patients with acute fatty liver of pregnancy[J]. Discovery medicine，2012，13（72）：369-373.

[7] WESTBROOK R H，YEOMAN A D，JOSHI D，et al. Outcomes of severe pregnancy-related liver disease：refining the role of transplantation[J]. Am J Transplant，2010，10（11）：2520-2526.

[8] CROCHEMORE T，MAIA D，SILVA E，et al. Thromboelastometry-guided hemostatic therapy：an efficacious approach to manage bleeding risk in acute fatty liver of pregnancy：a case report[J]. J Med Case Rep，2015，9（1）：202.

病例 2　妊娠合并肝豆状核变性

病历摘要

【基本信息】

患者，女，36 岁，主诉"停经 29 周，胆汁酸升高"。

现病史：平素月经规律，6/30 天，量中，无痛经，孕 6 周出现恶心、呕吐轻微早孕反应，孕 6 周检验人绒毛膜促性腺激素（HCG）阳性，超声提示宫内早孕。孕 12 周来我院产科门诊就诊，检查结果提示凝血功能异常，血小板低，因考虑肝豆状核变性（hepatolenticular degeneration，HLD）并发肝硬化失代偿、凝血功能低下建议终止妊娠，但孕妇及其家属坚决拒绝而且要求继续妊娠，孕期指导患者低铜饮食，孕期高通量基因测序低风险，胎儿超声筛查无畸形，妊娠期糖尿病筛查阴性，每月监测肝功能、凝血功能、血常规。孕期偶有牙龈出血、鼻黏膜出血，饮食、大小便、睡眠正常，孕 29 周，胆汁酸升高明显收入院。

既往史：肝豆状核变性病史 16 年，自诉无家族史，妊娠前半年自行停服青霉胺。3 年前做过 1 次人流，无药物过敏史，无手术外伤史。

【体格检查】

双眼 K-F 环明显存在，皮肤见散在陈旧淤斑、淤点，腹部膨隆，肝脾触及不满意。双下肢水肿（++），无明显神经系统症状。

【辅助检查】

孕期定期检测 HGB 波动于 $118 \sim 122$ g/L，PLT 波动于（$50 \sim 61$）$\times 10^9$/L，PTA 波动于 $48\% \sim 61\%$，FIB 波动于 $1.14 \sim 1.69$ g/L，ALB 波动于 $28 \sim 32$ g/L，血清铜蓝蛋白为 0.080 g/L。胎儿 B 超显示胎儿各径线约 28 周大小，胎心正常。腹部超声显示肝硬化，门静脉内径 9 mm，门静脉高压，脾大达脐部，脾静脉内径 14 mm。

【诊断】

① G3P0，G2PW，LOA；②肝豆状核变性；③肝硬化失代偿期；④脾大，脾功能亢进；⑤凝血功能障碍。

诊断分析：该孕妇虽无明显家族遗传史和进行性震颤、肌僵直、构语障碍等锥体外神经症状，但血清铜蓝蛋白小于 0.2 g/L，双眼 K-F 环明显存在，伴有肝硬化表现，血小板降低，凝血功能异常，肝型肝豆状核变性伴肝硬化失代偿诊断明确。

【鉴别诊断】

妊娠期间出现血小板低下、肝酶升高、溶血、腹腔积液、凝血功能障碍极易被误诊为妊娠期急性脂肪肝、HELLP 综合征，需要与其鉴别。

【诊疗经过】

入院后给予保肝、降胆汁酸治疗，因凝血功能异常和低蛋白反复给予少量血浆和白蛋白，每周检测一次血常规、凝血功能、肝功能，维持到 32 周后因凝血指标 PTA 下降到 28%，经科室讨论考虑病情恶化，决定在全身麻醉下行剖宫产，术

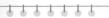
中见无腹腔积液，羊水量 400 mL，色清，娩出一男活婴，体重 1690 g，无外观畸形，轻度窒息，转入新生儿重症监护室，剖宫产术中因凝血功能异常和宫缩乏力出血 1000 mL，给予促宫缩及宫腔填塞水囊止血后好转，术中输红细胞悬液 800 mL 及血小板 1 个单位治疗量、纤维蛋白原 2 g，术后转入内科 ICU，10 天后拆线出院。

产后 2 周于内科门诊就诊，1 个月后随访新生儿及产妇病情平稳。

病例分析

HLD 又称 Wilson 病，是一种罕见的以铜代谢障碍为特征的常染色体隐性遗传病，病理特征为基底节变性和肝硬化，发病率为 1 ∶ 100 000 ～ 1 ∶ 50 000。主要病因是位于第 13 号染色体 q14 的铜转运 P 型 ATP 酶发生基因突变，导致机体铜代谢异常，铜与血浆铜蓝蛋白结合率减低及胆汁排铜障碍，使铜过度沉积于肝、脑、肾、角膜等组织，引起相应的器官脏器损伤。HLD 好发于青少年。目前排铜治疗使病情有所改善，早期诊断、治疗，患者预后比较好。HLD 合并妊娠患者成功妊娠的人数也逐渐增多。

临床表现：神经症状（以锥体外系为主）和精神症状；肝脏异常；角膜 K-F 环；其他，如肾功能损伤、急性非免疫性溶血性贫血等。临床分型：肝型、脑型，以肾损伤、骨关节肌肉损伤或溶血性贫血为主的其他类型及混合型。检查结果提示血清铜蓝蛋白＜ 200 mg/L，24 小时尿铜≥ 100 μg 可明确诊断。

HLD 患者有肝硬化伴脾功能亢进时血常规检查可出现血小板、白细胞和（或）红细胞减少；常有肝功能受损表现，如血清转氨酶、胆红素升高，白蛋白降低，凝血功能障碍。

HLD 应该早发现、早治疗而且终身治疗，一般饮食治疗：高维生素、高蛋白、充足热量，富含微量元素，但要避免高铜饮食，如豆类、坚果、海鲜类、巧克力、可可、小米、糙米等食物。药物治疗更重要，药物的作用是促进铜的排泄和减少吸收，常用的药物是铜的螯合剂，如青霉胺、曲恩汀、二巯丙醇、二巯基丁二醇等，青霉胺是目前最有效的驱铜药物，青霉胺有不良反应时可换用曲恩汀，减少铜吸收的锌制剂也被广泛应用于孕期。因为妊娠合并 HLD 孕妇较少，药物对母婴的毒不良反应还待追踪，所以关于孕期用药的原则是：衡量利弊知情选择，产科医生和神经科医生共同制定用药方案，建议孕期用药控制病情恶化，以获得更好的预后。

📋 病例点评

由于 HLD 可以导致不孕和习惯性流产，故其合并妊娠病例比较常见，Sanjib Sinha 等报道在 16 例 HLD 患者的 59 次妊娠中，自然流产率高达 40.7%。其准确原因目前还不清楚，一方面可能由于铜沉积在肝脏，肝功能异常对雌激素的灭活作用减弱，导致卵巢排卵功能障碍，从而表现为月经失调和不孕；另一方面过多铜离子在子宫内膜内沉积，相当于"自然铜环"避孕，影响受精卵植入，因而流产率较高和胎死宫内风险较大。近几年 HLD 患者经过系统排铜治疗，排卵功能恢复，生育能力得到提高，妊娠妇女增多，HLD 合并妊娠患者成功妊娠的病例陆续有报道，2017 年吴昊等报道了 7 例妊娠合并 HLD 患者，其中 5 例患者获得满意妊娠结局。

通过该病例建议对于妊娠合并 HLD 的孕妇孕期在专科医院规律产检，维持低铜饮食，定期监测神经系统症状，每个月检查肝肾功能、血小板、凝血功能、肝脏 B 超，积极预防并处理其并发症，密切监测胎儿的生长发育。产检过程中发现凝血功能下降、白蛋白过低、腹腔积液、水肿加重、血小板过低，应收入院给予补充血浆、白蛋白支持治疗，期待延迟孕周，如发现病情变化及时终止妊娠，以获得母婴良好结局。HLD 患者终止妊娠的方案应根据患者的并发症情况及产科情况具体制定。HLD 病情平稳、骨皮质受累轻者，可阴道试产；而 HLD 的孕妇并发肝硬化失代偿、凝血功能障碍、胃底静脉曲张则建议择期行剖宫产术，但术中要仔细操作，注意止血，建议腹部行纵向切口，避免腹壁血肿，若要行腹壁横切口，建议腹壁留置引流管，因血小板低、凝血功能障碍，产后出血发生率极高，建议宫腔放置水囊和高级抗生素预防感染。术后要积极纠正凝血功能、低蛋白血症和监测肝功能变化。

HLD 是常染色体隐性遗传病。为避免更多的 HLD 患儿出生，提高人口出生质量，应该做遗传咨询，询问孕妇及其丈夫有无家族遗传史并对其丈夫进行基因检测：丈夫基因正常，后代是隐性等位基因携带者；丈夫是 HLD 患者，则后代都是 HLD 患者。对于丈夫是致病隐性等位基因携带者的这类孕妇，应及早进行产前诊断，因为后代有一半的概率患病，一半是隐性等位基因携带者，诊断方法可采取绒毛活检、羊水穿刺、脐血穿刺术，对胎儿细胞进行 *ATP7B* 基因突变点检测。非侵入性产前检测技术也被应用于 HLD 的产前诊断，一旦诊断为 HLD 可选择及早终止妊娠。

HLD 合并妊娠并发肝硬化失代偿，凝血功能障碍虽然是一个新的、高风险的课题，但希望通过更多的病例积累，在医护人员的共同努力下，让类似的患者获得更好的妊娠结局，为她们提供更高质量的医学服务。

（张志红　魏　宏）

参考文献

[1] DIGNAN F L，WYNN R F，HADZIC N，et al. BCSH/BSBMT guideline：diagnosis and management of veno-occlusive disease （sinusoidal obstruction syndrome） following haematopoietic stem cell transplantation[J]. Br J Haematol，2013，163（4）：444-457.

[2] FERENCI P，CACA K，LOUDIANOS G，et al. Diagnosis and phenotypic classification of Wilson disease[J]. Liver，2003，23（3）：139-142.

[3] BREWER G J，JOHNSON W D，DICK R D，et al. Treatment of Wison's disease with zinc. XVII：treatment during pregnancy[J]. Hepatology，2000，31（2）：364-370.

[4] 杨丽，江宇泳. 肝窦内皮细胞与肝窦毛细血管化研究进展 [J]. 传染病信息，2010，23（3）：183-186.

[5] 吴昊，张佳荣，徐先明. 肝豆状核变性合并妊娠 7 例分析 [J]. 现代妇产科进展，2017，26（9）：699-703.

[6] LV W，WEI X，GUO R，et al. Noninvasive prenatal testing for Wilson disease by

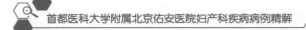

use of circulating single-molecule amplification and resequencing technology[J]. Clin Chem，2015，61（1）：172-181.

[7] 谢爱兰，曹淑华，王玉环. 肝豆状核变性合并妊娠四例分析 [J]. 中华围产医学杂志，2010，13（3）：227-228.

病例3 凶险性前置胎盘

病历摘要

【基本信息】

患者，女，33岁，主诉"停经34周，发现羊水少1天"入院。

现病史：平素月经规律，停经1月余自行早孕试纸检测阳性，40余天出现早孕反应，孕早期无发热、皮疹及腹痛等不适。早期多次超声提示为瘢痕部妊娠，建议终止妊娠，告知妊娠风险大，但患者及其家属坚决要求继续妊娠，孕4月余自感胎动，孕期行无创DNA筛查提示低风险，行口服葡萄糖耐量试验（oral glucose tolerance test，OGTT）提示正常，孕期2次少量阴道出血，B超提示胎盘下缘覆盖宫颈内口，胎盘植入可能，住院予以期待治疗，34周门诊复查超声提示胎盘下缘覆盖宫颈内口，胎盘植入可能，羊水指数57 mm，遂收入院。

既往史：10年前发现乙肝病毒表面抗原阳性，否认慢性病、外伤史、输血史，否认药物过敏史。既往人工流产7次，2011年剖宫产分娩一女活婴，2017年剖宫产分娩一男婴，因小头畸形夭折。

【体格检查】

生命体征平稳，心肺未闻及异常，妊娠腹型，耻骨联合上两横指处见长约12 cm横行手术瘢痕，无压痛，双下肢无水肿。

【辅助检查】

B超：胎盘下缘完全覆盖宫颈内口，覆盖子宫前壁下段瘢痕处，周边血流丰富，与子宫肌层分界不清，提示完全性前置胎盘，胎盘植入（？）。核磁共振提示胎盘植入。

【诊断】

① G10P2，G34W，LOA；②凶险性前置胎盘，胎盘植入（？）；③瘢痕子宫；④ HBV 携带。

诊断分析：患者为 2 次剖宫产史、多个三甲医院的彩色B超及核磁共振的结果提示凶险性前置胎盘伴胎盘植入，诊断明确。

【诊疗经过】

术前充分沟通及讨论，制定手术方案，联系泌尿外科、介入科、血液科、麻醉科及医务科等多学科进行病例讨论，做好术前准备。

术中子宫前壁下段可见怒张的粗大的血管网及血窦，取原切口上 2 cm 避开血管切开子宫肌层穿透胎盘娩一男活婴，体重 2000 g，外观无畸形，因早产儿转儿童医院，胎盘下缘附着于子宫前壁下段，完全覆盖宫颈内口，胎盘植入肌层达浆膜层但未穿透膀胱，手剥胎盘后子宫前壁下段极薄，出血汹涌，立即应用止血带束缚子宫下段，下段加固缝合止血，但异常血管丛生，出血达到 3000 mL，决定切除子宫，并给予输血、补液、保持生命体征平稳及内环境稳定，术中共计出血约 6500 mL，补液 4000 mL，输红细胞悬液 2800 mL，血浆 1000 mL。

术后转入 ICU 病房继续抗感染、抗贫血、补液、纠正电

笔记

解质紊乱，治疗2天，监测血常规、凝血功能、肝功能、电解质逐渐正常，病情平稳转回产科病房，给予预防感染、促子宫复旧、抗贫血、维持水电解质平衡等治疗。患者转危为安，术后痊愈出院。

产后42天门诊就诊，新生儿及产妇病情平稳。

📋 病例分析

凶险性前置胎盘是指既往有剖宫产史，此次妊娠为前置胎盘，胎盘附着于子宫瘢痕处，伴胎盘绒毛侵入子宫肌层（胎盘植入）。凶险性前置胎盘常伴随胎盘植入，可引起致命性产后出血，是产科急危重症，严重威胁着母婴安全。凶险性前置胎盘并发胎盘植入的原因尚不明确，相关学者推测其发生可能与胎盘绒毛组织的侵蚀力及蜕膜组织之间的平衡失调相关：前次剖宫产或宫腔手术操作时损坏了子宫内膜的完整性，从而导致再次受孕时蜕膜血管形成欠佳，胎盘血供不良造成胎盘植入子宫肌层，甚至到达浆膜层，更严重者突破浆膜层致子宫破裂或侵犯膀胱、直肠，也有报道提出与高龄妊娠、胎盘植入史、多次流产史、既往子宫穿孔史、辅助生殖技术的广泛开展应用等因素有关。凶险性前置胎盘发生率伴随剖宫产率增加而上升，所以在临床工作中严格掌握剖宫产指征，尽量减少宫腔手术操作，不要过度治疗。凶险性前置胎盘术前明确诊断对病情估计和手术方案的制定及预后具有重要的意义。目前，超声和磁共振成像（magnetic resonance imaging，MRI）为凶险性前置胎盘的影像学诊断方法，其中最常用的方法是超声检查，其检测率达 76%。与超声检查相比，MRI 在诊断有无胎盘植入、植入深度、有无周围组织侵入方面更有优势。凶险性前置胎盘治疗需要多学科协助诊治，根据剖宫产次数、阴道出血量、有无胎盘植入、孕周、胎儿情况及有无其他并发症等因素综合考虑，制定个体化治疗方案，治疗一般包括期待治疗和终止妊娠两种方法。期待治疗：主要适用于孕周小于 34 周、胎儿存活、阴道流血量不多且生命体征平稳者，可使用宫缩抑制剂延长孕周、糖皮质激素促胎肺成熟，同时给予预防感染、纠正贫血、监测胎儿宫内情况等对症处理。对于妊娠 34 ～ 36 周生命体征平稳者，应严密监测阴道出血，在母婴均相对安全情况下延长孕周。终止妊娠：对合并胎盘植入患者，《胎盘植入诊治指南（2015）》建议延长分娩孕周可改善围产儿结局，推荐妊娠 34 ～ 36 周终止妊娠。Warshak 等研究表明，孕 34 ～ 35 周行择期剖宫产术，并没有增加新生儿患病率，反而降低了紧急剖宫产出血多、切除子宫及病死率高等风险。手术中术者要果断决策，一旦发现胎盘植入面积大、子宫壁薄、胎盘穿透、子宫收缩差、短时间内大量出血及保守治疗失败者，应立即进行子宫切除术，切莫犹豫不决延误病情。

病例点评

该患者 2 次剖宫产史，人流 7 次，导致胎盘植入。妊娠早期超声检查提示瘢痕部妊娠，期间多次向患者及其家属交代病情，告知随着孕周增大，病情加重，终止妊娠时手术出血风险大，甚至有切除子宫危及生命的风险，患者及其家属仍不改初衷。孕龄达到 34 周，考虑胎儿肺部发育成熟，为避免母婴不良结局，果断决定行剖宫产术终止妊娠，在多学科合作下最终抢救成功，但是患者因此切除了子宫，丧失了再生育能力，令人惋惜，临床医生对此也要进行反思和总结。2 周前我科转入一外地孕 20 周凶险性前置胎盘伴胎盘植入患者，向患者及其家属交代病情后决定放弃继续妊娠，术中出血 1000 mL，保留子宫，术后恢复好。相同的疾病，孕周不同，结局也截然不同，早期诊断很重要，早期终止妊娠也可避免或减少不良结局，保留再生育能力。通过这些血的教训，我们反思，凶险性前置胎盘重在预防，减少高危因素，开展孕妇课堂，向孕妇进行产科教育，鼓励阴道分娩，降低剖宫产率，做好计划生育等宣传工作，尽量减少宫腔手术操作的次数，孕早期如确诊瘢痕部妊娠建议尽早终止妊娠，若至孕晚期，手术前应全面评估病情，根据胎盘植入的面积及深度制定抢救方案，成立多学科的抢救小组，一旦发生产后大出血，立即启动院内抢救预案，必要时启动区级、市级抢救，行保守手术失败者果断行全子宫切除术，以挽救患者的生命。

（张志红　魏　宏）

参考文献

[1] 谢幸，苟文丽. 妇产科学 [M]. 北京：人民卫生出版社，2013：5-230.

[2] 侯倩男，常林利，周辉. 凶险型前置胎盘中胎盘主体附着位置对母体预后的影响 [J]. 中华妇幼临床杂志，2014，10（1）：83-86.

[3] TUZOVIC L，DJELMIS J，ILIJIC M. Obstetric risk factors associated with placenta previa development：case-control study[J]. Croat Med J，2003，44（6）：

728-733.

[4] 陈敦金，杨慧霞.胎盘植入诊治指南（2015）[J].中华产科急救电子杂志，2016，5（1）：26-31.

[5] 路思思，邹丽.凶险性前置胎盘致产后大出血的防范 [J].中国实用妇科与产科杂志，2014，30（4）：256-259.

[6] 邹丽.前置胎盘的临床诊断与处理指南 [J].中华妇产科杂志，2013，489（2）：1-3.

[7] CALI G，GIAMBANCO L，PUCEIO G，et al. Morbidly adherent placenta：evaluation of ultrasound diagnostic criteria and differentiation of placenta accreta from percreta [J]. Ultrasound Obstet Gynecol，2013，41（4）：406-412.

病例 4　妊娠合并肝硬化

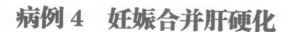 病历摘要

【基本信息】

患者，女，28 岁，主诉"肝炎肝硬化 3 年余伴停经 35^{+4} 周"。

现病史：孕早期建册，规律产检。孕中期无创 DNA 筛查、血糖筛查无异常。孕晚期化验 HBV-M 1、HBV-M 3、HBV-M 5 阳性，HBV-DNA ＜ 20 IU/mL，肝功能正常。血小板最低 47×10^9/L，因肝硬化失代偿期入院。

既往史：母亲为 HBV 携带者。6 岁体检发现乙肝病毒表面抗原阳性，慢性乙型肝炎 6 年，确诊肝硬化并且口服替诺福韦抗病毒 3 年。

【体格检查】

一般情况好，体温 36.8 ℃，血压 120/70 mmHg，脉搏 80 次 / 分，呼吸 20 次 / 分，皮肤、巩膜无黄染，可见肝掌及蜘蛛痣，心音有力，心律齐，各瓣膜听诊区未闻及病理性杂音，双肺呼吸音清，无干湿性啰音，腹膨隆，肝脾未触及，肝区叩痛阴性，双下肢无水肿。产科检查：宫高 33 cm，腹围 94 cm。

【辅助检查】

HBV-M 1、HBV-M 4、HBV-M 5 阳性，肝功能正常。血

21

常规正常。凝血功能正常。术前：PLT $47×10^9$/L。术后：PLT $53×10^9$/L。B超（2015-8-12）：单活胎（头位），肝硬化、脾大、脾静脉增宽，侧支循环形成，肝内多发高回声结节——性质待定，胆囊壁毛糙。胃镜：食管静脉曲张，门脉高压性胃病，胃息肉（多发，山田Ⅰ型）。

【诊断】

① G1P0，G35^{+4}W，LOA；②乙型肝炎肝硬化失代偿期；③脾大，脾功能亢进；④食管胃底静脉曲张。

诊断分析：6岁体检发现乙肝病毒表面抗原阳性，6年前肝功能异常，3年前体检B超提示肝硬化，胃镜提示食管胃底静脉曲张，血小板最低 $47×10^9$/L。开始口服替诺福韦抗病毒治疗，查体可见肝掌及蜘蛛痣，孕晚期腹部触诊不满意。B超：肝硬化、脾大、脾静脉增宽，侧支循环形成，肝内多发高回声结节——性质待定，胆囊壁毛糙。胃镜：食管静脉曲张，门脉高压性胃病，胃息肉（多发，山田Ⅰ型）。

【鉴别诊断】

HELLP综合征：该病为重度子痫前期发展所致，特征是溶血、肝酶升高、血小板减少。与该患者不符，不考虑该诊断。

血小板减少性紫癜：多为妊娠早期开始，皮肤黏膜下出血，神经精神症状，微血管病性溶血、血小板减少、发热、肾脏损害、腹痛。与该患者不符，不考虑该诊断。

【诊疗经过】

入院后全面评估患者病情，调整患者理化状态。多科会诊及讨论：患者终止妊娠时机为肝硬化失代偿期，妊娠达

35^{+6} 周，胎肺已成熟，病情平稳，可行剖宫产终止妊娠。术前给予血小板 1 个治疗量，麻醉方式选择全麻，术中血小板 1 个治疗量静脉点滴，子宫切口选择纵切口，积极预防产后出血，快速缝合子宫切口，行子宫动脉上行支缝扎术，做好子宫切除准备。腹腔留置引流管观察有无内出血，儿科医生到场，准备抢救新生儿。术后给予胃酸抑制剂，联系 ICU。该患者术中羊水清，以 LOA 娩出一男活婴，新生儿出生后无窒息，给予按摩子宫及宫体注射卡前列素氨丁三醇注射液（欣母沛）250 μg 后促进子宫收缩，快速缝合子宫两角，行双侧子宫动脉上行支结扎术后，宫腔内放置水囊，共出血约 500 mL。围手术期给予头孢美唑钠 2.0 g/d 抗感染治疗。术后 3 天拔除盆腔引流管。腹壁切口 Ⅱ / 甲愈合，术后第 6 天出院。

产后 42 天门诊复查，产妇及新生儿病情平稳。

病例分析

肝硬化是由于各种因素反复或长期作用引起的肝脏的弥漫性、进行性损伤，当肝细胞受到一定损伤就会发生酶学、胆红素及蛋白质代谢、凝血功能异常。临床上常用 Child-Pugh 分级标准，对肝硬化患者肝储备功能进行量化评估。肝硬化代偿期是 Child-Pugh A 级，病变较轻，症状不明显；失代偿期是 Child-Pugh B、Child-Pugh C 级，以门脉高压和肝功能减退为主要表现，晚期常出现上消化道出血、肝性脑病、继发感染、脾功能亢进、腹腔积液等并发症，严重影响人类健康。

妊娠合并肝硬化是孕产妇严重的并发症，既往报道妊娠合

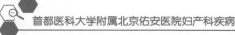

并肝硬化的孕产妇病死率高达 5.56%，近年来由于肝硬化的早期诊断、治疗方法的进步及围产期监测的加强，妊娠合并肝硬化可以有较好的预后。妊娠与肝硬化相互影响，肝硬化患者由于合成代谢障碍造成胎儿宫内生长受限、胎死宫内、早产、产后出血发生率升高；妊娠加重了肝脏负担，出现脾功能亢进、血小板减少、肝性脑病、肝肾综合征，导致食管胃底静脉曲张破裂出血的危险性增加，具有较高的病死率。因此应足够重视患者的分期及肝脏储备功能，要多学科合作，早期进行内科评估，对肝功能异常者进行积极保肝、降酶治疗，对乙型肝炎肝硬化孕妇，无论是代偿期还是失代偿期抑制乙肝病毒复制在治疗中都具有关键作用，孕期指导合理营养，补充优质蛋白、保证休息，对凝血异常者还应补充血制品、纠正贫血、积极防治并发症。

有研究认为，肝硬化分期不同影响分娩方式和分娩时机的选择：①肝硬化代偿期且无并发症者，可阴道分娩，分娩时机可期待至孕足月；②肝硬化失代偿期或有产科指征者宜剖宫产分娩，分娩时机的选择：对于病情稳定者，在积极保肝支持治疗的基础上，可期待至 34 周终止妊娠，对于孕晚期出现肝衰竭的孕妇，在积极救治肝衰竭的基础上，一旦凝血功能改善，病情稳定，无论胎儿是否成熟，都应把握机会尽快终止妊娠。

📋 病例点评

该患者确诊乙型肝炎肝硬化失代偿期 3 年，且合并脾大、脾功能亢进、食管胃底静脉曲张，经积极保肝及替诺福韦抗病毒治疗后，病情稳定；孕期给予支持治疗，合理指导饮食，预防并发症，全程替诺福韦抗病毒治疗，孕期平顺，孕晚期因肝硬化失代偿期、血小板进行性下降，为减轻肝脏损伤、减少出血行剖宫产分娩，术前积极输入血小板对症支持治疗，做好母婴抢救准备，术中与麻醉医师通力协作，救治患者，在出现子宫收缩乏力时，积极应用宫缩剂、快速结扎子宫动脉血管及宫腔放置水囊压迫止血，最终母婴转危为安，术后继续给予积极支持对症治疗，预防感染，患者如期恢复出院。

妊娠合并肝硬化影响孕妇生命安全，尤其是肝硬化失代偿期，多结局不良，不宜妊娠；强调孕期密切监测，全程抗病毒治疗，恰当选择分娩方式和分娩时机，多学科协作，可以改善患者预后。

（赵　薇　常灵芝）

参考文献

[1] HYTIROGLOU P，SNOVER D C，ALVES V，et al. Beyond "cirrhosis"：a proposal from the International Liver Pathology Study Group[J]. Am J Clin Pathol，2012，137（1）：5-9.

[2] 葛冬梅 . 妊娠合并肝硬化 18 例临床分析 [J]. 内蒙古医学杂志，2011，43（12）：1487-1488.

[3] 常灵芝，张华，庞秋梅 . 妊娠合并肝硬化患者妊娠安全性及临床处理 [J]. 中国医师杂志，2015，17（7）：1070-1072.

[4] EFE C，OZASLAN E，PURNAK T. Outcome of pregnancy in patients with autoimmune hepatitis /primary biliary cirrhosis overlap syndrome：a report of two cases [J]. Clin Res Hepatol Gastroenterol，2011，35（10）：687-689.

[5] 王驭凤，夏澍，钱卫．核苷类抗病毒药物治疗乙肝肝硬化患者的疗效分析 [J].

实用临床医药杂志，2013，17（14）：43-45.

[6] 常灵芝，高翔，边茜，等．不同分娩方式对肝硬化合并妊娠母婴预后的影响 [J].

中国医师杂志，2015，17（5）：750-751.

笔记

病例5 妊娠期胆汁淤积症

病历摘要

【基本信息】

患者，女，32岁。主诉"停经8个月，四肢瘙痒4天，胆汁酸升高1周"。

现病史：患者孕早期定期产检，孕中期无创DNA检查、75g糖筛无异常。化验HBV-M 1、HBV-M 3、HBV-M 5阳性，HBV-DNA > $1.8×10^8$ IU/mL，肝功能正常。孕29周起替诺福韦0.3 g/d抗病毒治疗至今。孕晚期4天前无诱因出现皮肤瘙痒，无食欲减退、纳差、肝区疼痛等不适，检验结果显示ALT 371 U/L，AST 193 U/L，TBA 61.7 μmol/L，遂收入院。

【体格检查】

一般情况好，体温36.6 ℃，血压128/78 mmHg，脉搏80次/分，皮肤、巩膜无黄染，未见蜘蛛痣及肝掌，心音有力，心律齐，各瓣膜听诊区未闻及病理性杂音，双肺呼吸音清，无干湿性啰音，腹膨隆，肝脾未触及，肝区叩痛阴性，双下肢无水肿。产科检查：宫高20 cm，腹围105 cm。

【辅助检查】

血常规正常，凝血功能正常。肝功能：ALT 371 U/L，AST 193 U/L，TBA 61.7 μmol/L。终止妊娠前：ALT 55.5 U/L，AST 65.1 U/L，ALB 29.3 g/L，TBA 21.6 μmol/L。

【诊断】

① G2P0，G33^{+1}W，LOA；②重度慢性乙型病毒性肝炎；③妊娠期肝内胆汁淤积症（intrahepatic cholestasis of pregnancy，ICP）。

诊断分析：患者 3 年前发现携带乙肝病毒，孕中期化验 HBV-M 1、HBV-M 3、HBV-M 5 阳性，HBV-DNA > 1.0× 10^8 IU/mL，肝功能正常，孕 29 周起替诺福韦 0.3 g/d 抗病毒治疗。4 天前无诱因出现四肢瘙痒，肝功能：ALT 371 U/L，AST 193 U/L，TBA 61.7 μmol/L。ICP 诊断明确。

【鉴别诊断】

ICP 需与非胆汁淤积所引起的瘙痒性疾病相鉴别，如皮肤病、妊娠期特异性皮炎、过敏反应、尿毒症瘙痒等；妊娠早期应与妊娠剧吐相鉴别，妊娠晚期应与病毒性肝炎、胆石症、急性脂肪肝、子痫前期和 HELLP 综合征相鉴别。

【诊疗经过】

治疗目标为缓解瘙痒症状，改善肝功能，降低血胆汁酸水平，加强胎儿状况监护，延长孕周以改善妊娠结局。处理：①积极保肝、降肝酶、降胆酸治疗；②密切监护胎心、胎动、宫缩，监测患者肝功情况；③向患者及其家属交代病情，住院期间有随时胎儿窘迫、胎死宫内可能；④必要时行剖宫产终止妊娠。患者入院后给予炉甘石对症止痒，静脉点滴丁二磺酸腺苷蛋氨酸（思美泰）、异甘草酸镁、还原性谷胱甘肽，口服熊去氧胆酸、垂盆草颗粒、双环醇、维生素 C 治疗后，胆汁酸逐渐降至 10 μmol/L，肝功能正常。妊娠 38 周自然破水，静脉点滴催产素引产后自然分娩,羊水色清,新生儿无窒息。产后无出血。产后 3 天出院。

产后 42 天门诊复查,新生儿及产妇痊愈,预后良好。

病例分析

ICP 是妊娠期特有的并发症,全球的发病率为 0.1% ～ 15.6%,我国的发病率为 2.3% ～ 6.0%,其中长江流域为高发地区,ICP 的病因目前尚不明确,可能与女性激素、免疫、遗传及环境等因素有关。雌激素可使 Na^+-K^+-ATP 酶活性下降,导致胆汁酸代谢障碍,或使肝细胞膜中胆固醇与磷脂的比例上升,胆汁流出受阻;或作用于肝细胞表面的雌激素受体,改变肝细胞蛋白质合成,导致胆汁回流增加。有研究显示 ICP 孕妇的外周血和胎盘组织中存在免疫反应失衡,母胎免疫平衡失调可能参与 ICP 的发生。ICP 有家族和复发性倾向,其妊娠时复发率可达 50% ～ 60%,常在家族中的母女及姐妹间发病。临床上以出现无皮肤损伤的瘙痒、肝功能异常、产后很快恢复正常为主要特点,诊断依据典型的临床症状和实验室检查,需排除导致肝功能异常和瘙痒的疾病,空腹血清 TBA ≥ 10 μmol/L 伴皮肤瘙痒是 ICP 诊断的主要依据,而肝脏 B 超无特异性改变。对母婴的影响主要是致使孕妇凝血功能异常,导致产后出血,使围产儿发病率和病死率明显升高,包括早产、胎儿窘迫、胎死宫内、死产及羊水胎粪污染等。

ICP 根据 TBA 水平及瘙痒程度分为轻度和重度,轻度 TBA 10 ～ 39.9 μmol/L 伴瘙痒,重度 TBA ≥ 40 μmol/L 瘙痒严

笔记

重伴其他情况。对 ICP 的严重程度进行分度有助于临床的治疗监测及决定终止妊娠的时机。

ICP 的治疗目标是改善肝功能，降低 TBA 水平，缓解瘙痒症状，延长孕周，改善妊娠结局，积极应用保肝、降 TBA 药物，改善胆汁淤积的生化指标，应用抗组胺药物及局部外用涂剂缓解瘙痒症状，睡眠差者可给予镇静药物，对出现凝血功能异常者给予新鲜冰冻血浆、纤维蛋白原输注，减少凝血功能降低者分娩时出血。终止妊娠时机：轻度 ICP 孕 38 ～ 39 周终止妊娠，重度 ICP 孕 34 ～ 37 周终止妊娠。需要根据治疗反应、有无胎儿窘迫、双胎或合并其他母体并发症等给予评估，但近期有研究提示 TBA 高低并不能完全预测不良妊娠结局。ICP 的发病孕周与母胎围生结局有关，韩飞等研究认为早发型 ICP 出现胎儿窘迫、早产的情况有所增加，新生儿出生体重减轻，胎膜早破、羊水胎粪污染发生率较高，进而导致 ICP 孕妇剖宫产率明显升高，提示需重视 ICP 发病孕周，尽可能早期诊断，积极治疗，以期获得良好的母婴结局。

📋 病例点评

该患者定期孕检，孕 33 周余出现以皮肤瘙痒为主的首发症状，继而出现肝功能异常，排除了其他肝脏疾病及瘙痒性疾病，症状典型，支持重度 ICP 诊断，入院后完善相关检查，积极进行保肝、降酶、退黄治疗，纠正凝血功能，密切监测胎儿，后检测各项指标有所改善，治疗 5 周自然破水，静脉点滴催产素引产后自然分娩，羊水色清，新生儿无窒息。产后无出血。产后 3 天出院，最终母婴平安，获得良好母婴结局。目前临床治疗 ICP 的药物有局限性，甚至部分治疗效果不明显，因此需要积极探讨有效的治疗方法。刘晓媛研究认为 ICP 孕妇的不良结局与胎盘组织细胞的死亡方式存在着紧密联系，随着对细胞死亡机制的深入研究，细胞死亡已经成为临床上治疗的重要切入点。

（赵　薇　常灵芝）

参考文献

[1] OZKAN S，CEYLAN Y，OZKAN O V，et al. Review of a challenging clinical issue：intrahepatic cholestasis of pregnancy[J]. World J Gastroenterol，2015，21（23）：7134-7141.

[2] 蔡艾杞，刘路遥，张应凤，等 . 妊娠期肝内胆汁淤积症的研究进展 [J]. 现代妇产科进展，2016，25（11）：871-873.

[3] 孔艳 . 妊娠期肝内胆汁淤积症免疫因素的研究进展 [J]. 中华妇幼临床医学杂志（电子版），2015，11（6）：798-800.

[4] 李云端 . 妊娠期肝内胆汁淤积症的诊治进展 [J]. 中外医学研究，2017，15（7）：158-159.

[5] WILLIAMSON C，GEENES V. Intrahepatic cholestasis of pregnancy[J]. Obstet Gynecol，2014，124（1）：120-133.

[6] 中华医学会妇产科学分会产科学组 . 妊娠期肝内胆汁淤积症诊疗指南（2015）[J]. 中华妇产科杂志，2015，50（7）：481-485.

[7] LIN J，GU W，HOU Y. Diagnosis and prognosis of early-onset intrahepatic cholestasis of pregnancy：a prospective study[J]. J Matern Fetal Neonatal Med，2017，32（6）：1-171.

[8] 刘晓媛，姚英 . 妊娠期肝内胆汁淤积症不良妊娠结局与细胞死亡方式相关性的研究进展 [J]. 中华妇产科杂志，2018，53（7）：500-503.

病例6 妊娠合并肝衰竭

病历摘要

【基本信息】

患者，女，主诉"停经8个月，眼黄、尿黄、腹泻10余天"。

现病史：慢性乙肝病史10年，5年前拉米夫定抗病毒治疗，2年前加用阿德福韦及干扰素抗病毒治疗，孕前2个月自行停药。孕早期未建册，未定期产检；孕中期未行唐氏筛查，未行糖耐量检查。10余天前不洁饮食后出现腹泻，每天10余次，近1周自觉小便色黄、眼黄，外院检查HBV-M 1、HBV-M 4、HBV-M 5阳性，HBV-DNA < 100 IU/mL，肝功能：ALT 996.2 U/L，AST 796.8 U/L，TBIL 379.19 μmol/L，DBIL 196.17 μmol/L。急诊转至我院。

既往史：母亲3年前因肝硬化腹腔积液去世。剖宫产1女。人工流产1次。

【体格检查】

一般情况好，体温36.6 ℃，血压120/80 mmHg，脉搏80次/分，呼吸20次/分，皮肤、巩膜黄染，未见蜘蛛痣，肝掌阳性，心肺征阴性，腹膨隆，肝脾未触及，无压痛及反跳痛，肠鸣音正常，双下肢无水肿。产科检查：宫高27 cm，腹围101 cm，胎位LOA，胎心140次/分，无宫缩，下腹部可见横行手术瘢痕。

【辅助检查】

具体检查见表 6-1 和表 6-2。

表 6-1　肝功能检查

日期	检查项目						
	ALT （U/L）	AST （U/L）	TBIL （μmol/L）	DBIL （μmol/L）	ALB （g/L）	TBA （μmol/L）	GLU （mmol/L）
术前	996	796	379	196	27	62	–
术后 1 天	384	221	359	147	24	–	8.58
术后 6 天	62	34	300	156	26	–	2.22

表 6-2　凝血功能检查

日期	检查项目					
	TT （s）	APTT （s）	PTA	INR	FIB （g/L）	D-Dimer
术前	26	53	31%	2.35	0.58	1247
术后 1 天	18	62	50%	1.61	0.86	1933
术后 6 天	14	39	71%	1.22	1.09	–

血氨：术前 99 μg/dL，术后 1 天 123 μg/dL，术后 6 天 63 μg/dL。血常规：术前正常，术后轻度贫血。乙型肝炎病毒 DNA 基因 C 型。胎儿 B 超大小符合孕周。心电图：窦性心律，T 波改变（Ⅱ、Ⅲ、aVF）。

肝脏 B 超：肝脏包膜欠光滑，回声较粗亮密集，分布欠均匀，门静脉内径 12 mm，脾脏厚 32 mm，长径 105 mm，脾静脉内径 7 mm；提示弥漫性肝病表现，餐后腹部胀气。

【诊断】

① G3P1，G30⁺³W，LOA；②瘢痕子宫；③肝衰竭。

诊断分析：患者有乙肝病家族聚集现象，慢性乙肝病史

33

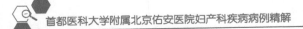
10 年，抗病毒治疗 5 年，孕前自行停药。孕晚期出现腹泻、尿黄、眼黄、乏力、腹胀、厌油，查体肝掌阳性，化验 HBV-M 1、HBV-M 4、HBV-M 5 阳性，HBV-DNA ＜ 100 IU/mL。肝功能：ALT 996.2 U/L，AST 796.8 U/L，TBIL 379.19 μmol/L，DBIL 196.17 μmol/L，初步诊断成立。

【鉴别诊断】

应该与妊娠期急性脂肪肝、HELLP 综合征相鉴别。

【诊疗经过】

治疗方案：动态监测临床和生化指标，综合治疗，寻找手术时机积极终止妊娠，积极防治并发症。监测肝肾功能、凝血功能等化验指标变化，告知病危，给予地塞米松促胎肺成熟，经重肝科会诊后给予甲泼尼龙 60 mg，每日静脉点滴，间断输血浆，人血酶原复合物、白蛋白每次 20 g，纤维蛋白原 2 g 对症支持治疗，给予异甘草酸镁、注射用腺苷蛋氨酸（思美泰）、还原型谷胱甘肽、垂盆草、双环醇、维生素 C、奥美拉唑、氯化钾缓释片（补达秀）对症治疗。多科会诊讨论，患者肝衰竭早期，病情短时间不能好转，PTA 最低达 29%，胆红素 291.3 μmol/L，血氨 99 μg/dL，胆汁酸 115.1 μmol/L，可能发生肝性脑病危及患者生命，羊水指数 61 mm，随时可能胎死宫内，终止妊娠对母婴来说利大于弊，积极纠正全身状态后，G30^{+5}W 行剖宫产终止妊娠。术前备血、血浆，麻醉科讨论，术中积极纠正出血，备好水囊，谨慎操作，必要时切除子宫，术中留置腹腔、腹壁引流管以观察内出血，术后给予广谱抗生素预防感染，病情加重可给予人工肝治疗。术中见羊水Ⅲ度，量少，出血 500 mL，宫腔填压水囊，术后转入 ICU 给予比阿培南 0.3 g，每 12 小时 1 次抗感染治疗，同时给予止血治疗，补充白蛋白及血浆，给予缩宫素静脉点滴促子宫收缩。患者病情平稳。肝功能及胆红素逐渐好转，血氨逐渐下降，腹壁切口Ⅱ / 甲愈合，术后 9 天患者签字离院。

患者于当地医院继续治疗，产妇及新生儿情况良好。

病例分析

患者肝病原因首先考虑为病毒性肝炎，有慢性乙型肝炎病史 10 年，一直口服拉米夫定及阿德福韦抗病毒治疗。诱发因素为患者孕前 2 个月突然自行停药，说明慢性乙型肝炎孕妇孕期不能突然停药，应该换药，且应该孕期加强监护。孕期肝衰竭不能治愈，合并肝性脑病、肝肾综合征、弥散性血管内凝血（disseminated intravascular coagulation，DIC）发生者病死率高。纠正一般情况后应积极终止妊娠。终止妊娠不能贸然进行，需充分予以抗炎、备血，纠正凝血功能、保证水电解质平衡，多科会诊及讨论，积极抢救新生儿。该患者妊娠中晚期肝脏负担增加，有不洁饮食腹泻史，可能存在胆系感染。考虑多种因素引起肝细胞损伤。出现肝细胞性黄疸，PTA 30%，TBIL 为正常值的 20 倍，考虑早期肝衰竭。同时需注意排除药物性、毒物、遗传代谢性疾病。甲肝、戊肝、丁肝等检查阴性，不考虑合并重叠感染可能。患者给予谷胱甘肽、注射用腺苷蛋氨酸（思美泰）静脉点滴，给予输血浆、凝血酶原、纤维蛋白原、白蛋白。积极防治肝肾综合征，术后给予比阿培南 0.3 g，每

12 小时 1 次抗感染治疗，同时给予止血治疗，补充白蛋白及血浆，给予缩宫素静脉点滴促子宫收缩。未出现严重感染。术后 9 天腹壁切口拆线自行离院。

病例点评

妊娠合并重症肝炎是机体在多种致病因子作用下，肝细胞短期内大量坏死所致的肝功能衰竭的一类综合征。妊娠妇女肝脏代谢负担重，妊娠激素抑制 T 细胞介导的细胞免疫，诱发肝炎。发病率较非孕期增高 66 倍。5 种类型肝炎病毒均可引起，乙型，乙型＋丙型，乙型＋丁型，戊型肝炎，少数未分型。诊断要点：①消化道症状严重，食欲极度减退、频繁呕吐、腹胀、出现腹腔积液；②黄疸迅速加深，血清总胆红素值＞ 171 μmol/L；③出现肝臭气味，肝呈进行性缩小，肝功能明显异常，酶胆分离，白 / 球蛋白倒置；④凝血功能障碍，全身出血倾向；⑤迅速出现肝性脑病表现，烦躁不安、嗜睡、昏迷；⑥肝肾综合征，出现急性肾衰竭。重症肝炎的处理要点：①产前应用血制品，如新鲜血浆、白蛋白，补充凝血因子及白蛋白，纠正凝血功能障碍，术中预防产后出血，可有效防止 DIC；②防止肝性脑病及急性肾衰竭，及时输入复方氨基酸，观察患者尿量，维持足够的血容量和尿量，注意电解质及酸碱平衡紊乱；③凝血因子消耗前适时终止妊娠，终止妊娠方式选择剖宫产，阴道分娩仅适用于经产妇已临产、宫颈条件好、估计短时间内可结束分娩者。切除子宫适用于子宫收缩乏力，有 DIC 倾向或已发生 DIC 者，PTA ＜ 30%，白细胞＞ $20×10^9$/L

可考虑子宫切除术。产褥期回奶，应用广谱抗生素预防感染。新生儿进行主被动免疫。孕晚期抗病毒治疗和人工肝治疗是提高生存率的有力手段。加强孕检，增加孕期营养，是预防手段。

（赵　薇　常灵芝）

参考文献

[1] 方莉 . 妊娠合并重症肝炎患者血糖水平与预后关系的探讨 [J]. 中国妇幼保健，2008，23（16）：2213-2214.

[2] 吴玲 . 妊娠合并重症肝炎分娩前的林庄治疗分析 [J]. 临床研究，2013，8（2）：55-57.

[3] 张媛，侯红瑛，范建辉，等 . 妊娠合并重型肝炎行子宫切除术指征探讨 [J]. 新医学，2010，41（12）：778-779.

[4] 廖广园，徐仲，李静，等 . 改良人工肝技术对妊娠合并重型肝炎患者的临床疗效分析 [J]. 中华危重症医学杂志（电子版），2015，8（5）：315-317.

[5] 毛云，盛孝燕 . 危重症产妇疾病构成及围产结局分析 [J]. 中国妇幼健康研究，2018，29（5）：641-644.

[6] 周永生，杨越波，李小毛，等 . 分娩方式对晚期妊娠合并重型肝炎产妇新生儿预后的影响 [J]. 中国医药，2008，3（3）：132-133.

[7] 于琳，曾荔苹，光晓燕 . 妊娠合并重型肝炎患者 MELD 评分分析与终止妊娠时机 [J]. 现代中西医结合杂志，2010，19（5）：524-525，528.

[8] 郝秀兰，侯红瑛 . 关于妊娠合并重症肝炎 [J]. 中华产科急救电子杂志，2012，1（1）：14-16.

[9] 黄琳琳，刘健 . 妊娠合并重症肝炎治疗进展 [J]. 中外医疗，2015，11（11）：194-167.

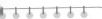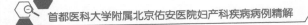

[10] 廖凤兰. 妊娠合并重症肝炎的诊治进展 [J]. 中外健康文摘，2009，6（18）：57-58.

[11] 周永生. 妊娠合并重症肝炎的死亡原因分析 [J]. 中国基层医药，2008，15（1）：6-8.

[12] 余敏敏，韩国荣，王根菊. 妊娠合并重型肝炎40例临床分析 [J]. 实用妇产科杂志，2008，24（7）：406-408.

[13] 吴玉. 妊娠合并重型肝炎的临床分析 [J]. 中国实用医刊，2010，37（17）：56-57.

[14] 李玮，王平，刘保华. 妊娠合并重型肝炎73例临床分析 [J]. 肝脏，2014，（6）：399-402.

[15] 冯颖. 妊娠合并重症肝炎42例临床分析 [J]. 中国综合临床，2014，30（9）：961-963.

[16] 胡蓉，康信通，曾义岚. 血浆灌流联合胆红素吸附治疗在妊娠合并重型肝炎的临床应用 [J]. 四川医学，2015，36（12）：1695-1697.

[17] 江颖茹，罗慧生，周永生. 妊娠合并重型肝炎手术终止妊娠的时机探讨 [J]. 现代医学，2009，9（12）：25-27.

病例 7 肝移植术后妊娠

病历摘要

【基本信息】

患者，女，31 岁，因"肝移植术后 9 年，停经 9 月余"入院。患者于 9 年前因药物性肝衰竭在我院行肝移植，术前曾行血浆置换，术中曾输血治疗，术后口服 FK-506 抗排斥至今。术后每半个月复查血常规、肝功能至术后半年，并间断监测凝血功能、血药浓度、辅助性 T 细胞亚群 Th1 及 Th2 细胞检测（4 项）。后改为间隔 1 ～ 2 个月定期复查。间断转氨酶及胆汁酸增高。2 年前肿瘤标志物（多系统、女性）正常。近两年检查基本正常。月经规律，末次月经是 2016 年 5 月 30 日，自然受孕。B 超核对预产期：2017 年 3 月 10 日。无创 DNA 筛查提示低风险。孕期一直口服 FK-506 至今。孕期每月复查血常规、肝功能、凝血功能及血药浓度、辅助性 T 细胞亚群 Th1 和 Th2 细胞检测 4 项。偶有转氨酶轻度增高，其余化验正常。孕晚期监测胎心、血压正常。无水肿、蛋白尿、头晕、视物模糊等。现孕 37 周偶有下腹痛待产入院。

【体格检查】

一般情况好，腹膨隆，手术切口愈合好，肝脾未触及，无水肿。产科检查：宫高 37 cm，腹围 105 cm，LOA，胎心 140 次/分，偶有宫缩，耻骨弓 > 90°。骨盆出口横径 + 后矢状径＜ 15 cm。内诊：宫颈质软、居中、消 50%，胎先露 S-2，胎膜未破。

【辅助检查】

血细胞分析、肝功能、凝血功能、尿 10 项＋尿沉渣大致正常。血型 O 型，RhD 阴性。B 超：单活胎，头位。

【诊断】

① G1P0，G37W，LOA，骨盆出口狭窄；②肝移植术后；③ Rh 阴性血。

诊断分析：患者育龄女性，有明确停经史；内诊发现骨盆出口横径＋后矢状径＜ 15 cm。故诊断成立。患者于 9 年前因药物性肝衰竭行肝移植，术前曾行血浆置换，术中曾输血治疗，术后口服 FK-506 抗排斥至今，诊断成立。根据入院化验故做出此诊断。

【诊疗经过】

患者入院后完善检查。密切观察胎心、胎动及血压无异常。患者骨盆狭窄，Rh 阴性血，术前备血。局麻下行剖宫产手术。以 LOA 娩出一男活婴，术中出血 200 mL。患者术后第 1 天肝功能检查结果正常。给予纠正贫血及低蛋白血症、促子宫收缩治疗。患者术后第 3 天出院。

术后继续肝病内科随诊。产后 42 天复查血常规、肝功能及血药浓度和 B 超均正常。

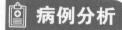 **病例分析**

1. 肝移植

经手术取一个健康肝脏或者其中一部分，取代已患不可逆性功能衰竭的终末病肝，以恢复肝脏功能，挽救生命。

2. 肝移植术后妊娠指征

（1）1年内无排异反应。

（2）移植肝的功能正常且稳定。

（3）全身系统无急性感染。

（4）免疫抑制药物可以维持在一个稳定的剂量水平。

3. 孕期免疫抑制药物应用

（1）孕期一直使用的糖皮质激素和（或）钙调磷酸酶抑制剂必须继续使用。

（2）怀孕期间禁用霉酚酸酯、硫唑嘌呤，或计划怀孕前12周暂停使用。

（3）孕期需要密切监测免疫抑制药的血浆药物浓度。

（4）roTOR抑制剂需要停用。

4. 肝移植术后妊娠的并发症

肝移植术后妊娠的并发症有巨细胞病毒感染、肾功能不全、先兆子痫、妊娠期糖尿病、自然流产、产后出血、肝性脑病、肝硬化食管胃底静脉曲张、早产、胎儿窘迫、胎儿宫内生长受限、死产。

5. 治疗原则

孕期频繁监测血常规、肝功能及血药浓度。孕期加强移植肝及胎儿的超声，必要时行肝脏穿刺活检。孕早期检测母体的病毒四项。提前行 OGTT 检查。监测血压，必要时小剂量口服阿司匹林。分娩过程均预防性使用抗生素。如果母体存在活动性病毒感染考虑剖宫产终止妊娠。不建议母乳喂养。

6. 喂养指南

（1）我国暂时不建议母乳喂养。

（2）美国移植协会认为只要监测婴儿的血药水平在允许的范围内，母乳喂养是安全的。

7. 经验总结

慢性终末期肝病会影响性激素代谢从而导致下丘脑－垂体－性腺轴功能紊乱，造成性及生育功能障碍，但肝移植后此情况多可逆转。据大量回顾性研究证实肝移植术后患者病情平稳可以受孕，其子女生长发育良好。97% 女性患者可以恢复正常的月经和生育，但女性患者孕期易出现血药浓度波动，诱发排斥反应及移植肝功能不全。妊娠期肝移植受者的高血压及先兆子痫发生率是正常人的 4 倍。据报道肝移植后妊娠患者中 5.1% 有糖尿病，所以建议妊娠 16 ～ 18 周提前行 50 g 口服糖耐量试验。建议肝移植术后 1 ～ 2 年后受孕最佳。此时移植肝功能基本稳定，毒性代谢产物代谢干净，免疫抑制剂用量微小，对胎儿致畸作用小，母体健康也有所保障。建议孕期为防止子痫发生可给予小剂量阿司匹林。母体若有活动性的单纯疱疹或巨细胞病毒感染建议剖宫产终止妊娠。我院有肝脏移植中心，孕期可以组建多学科小组包括产科副主任专家和肝移植专家。

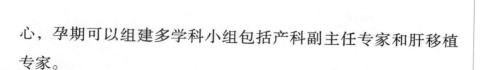

病例点评

　　患者在病情稳定时自然受孕，孕期肝病科及营养科共同协助指导饮食。以低盐、低脂、清淡、易消化饮食为主，少食多餐，禁暴饮、暴食，加强营养，多食如家禽、鸡蛋、鱼类、瘦肉。孕期指导产妇注意饮食、口腔卫生及外阴清洁和保暖，注意避免各个系统感染。孕期注意有无发热、肝区不适等。孕期定期监测血常规、肝功能、凝血功能及血药浓度均在正常范围。孕期嘱患者自计胎动，勤复查胎心监护。孕期 B 超多次监测胎儿生长发育 / 畸形均无异常及移植物正常。未行肝脏穿刺活检。孕期多次行病毒四项检查均正常。孕 37 周刚足月为减少肝脏负担，因骨盆出口狭窄立即行剖宫产术。手术时间较我院其他肝病患者短，共 45 分钟。术中为减少药物使用，仅使用卡贝缩宫素静脉入液，术毕予以卡前列甲酯栓 600 μg 塞肛促进子宫收缩。因避免出血减少手术时间，未行其他手术。术中出血 200 mL。术中及术后生命体征稳定。患者精神及性格正常，无意识障碍及昏迷，无消化道出血，留置导尿管后计 24 小时出入量平衡。术后严密观察阴道出血及伤口渗血情况均正常。术后予以醋酸氯己定消毒外阴每日 2 次，无感染迹象。术后化验血常规及肝肾功能指标正常。术后由于服用免疫抑制剂予以硫酸镁湿敷回奶治疗。术后继续于肝病科就诊，继续检查均正常。虽然肝移植术后妊娠有许多未知的危险因素，但做

笔记

好孕前身体准备及检查，控制免疫抑制剂的用量，与肝病科、内分泌科一起做好围产期管理，肝移植育龄女性也可以顺利妊娠并分娩。对于不具备妊娠条件的肝移植育龄期女性不建议采用避孕药物及宫内节育器方式，因其引起肾衰竭及增加感染机会，建议避孕套避孕。

（白　羽　赵志强）

参考文献

[1] 甘恋 . 1 例肝移植术后妊娠患者产前及产后的护理 [J]. 中华现代护理杂志，2005，19（4）：386-387.

[2] 刘颖，刘懿和，郑虹. 器官移植后的生育问题 [J]. 国际移植与血液净化杂志，2007，5（5）：34-38.

[3] JA BIRY-ZIENIEWIEZ Z，CYGANEK A，LUTEREK K，et a1. Pregnancy and delivery after liver transplantation[J]. Transplant Proc，2005，37（2）：1197-1200.

[4] 汪根树，李势辉，李敏如，等 . 13 例肝移植患者术后生育情况 [J]. 中华医学杂志，2012，92（32）：2271-2272.

[5] 李瑜元. 肝性脑病的概念、类型和临床分期 [J]. 现代消化及介入诊疗，2009，14（2）：90-92.

[6] 张莉莉，藤燕萍 . 多学科团队诊疗模式在 1 例肝移植术后合并妊娠肝硬化病人中的应用 [J]. 全科护理，2018，16（22）：2814-2815.

[7] 中华医学会感染病学分会肝衰竭与人工肝学组 . 肝衰竭诊疗指南 [J]. 中华肝脏病杂志，2006，9（14）：643-646.

[8] JONAS S，MITTLER J，PASCHER A，et al. Living donor liver transplantation of the right lobe for hepatocellular carcinoma in cirrhosis in a European center[J]. Liver Transpl，2007，13（6）：896-903.

[9]　MAZZAFERRO V，REGALIA E，DOCI R，et al. Liver transplantation for the treatment of small hepatocellular carcinomas in patients with cirrhosis[J]. N Engl J Med，1996，334（11）：693-699.

病例8 胎盘早剥

病历摘要

【基本信息】

患者，女，34岁，因"停经6月余，抽搐、昏迷5小时"入院。月经规律。于我院不规律产检。孕期高通量基因测序低风险。OGTT阴性。孕晚期无头晕、头痛、双下肢水肿，孕期血压正常。6天前尿蛋白（+++），3天前24小时尿蛋白4.738 g，血压及血常规正常。入院当日5：30晨起后抽搐并摔倒于地，双臂、双腿伸直，意识丧失，牙关禁闭，口吐白色泡沫，持续约30秒。5：40、5：50症状再次发作，并意识丧失。急诊6：50到达某二级医院，给予地西泮10 mg静脉推注，硫酸镁5 g静脉点滴，甘露醇125 mL静脉点滴，7：30症状再次发生，给予哌替啶50 mg、盐酸异丙嗪25 mg肌内注射，硫酸镁5 g（2 g/h）静脉点滴，硝酸甘油降压，累计至11：05尿量300 mL且为酱油色。血压140/90 mmHg，血压最高205/120 mmHg，血氧92%～97%，胎心89～120次/分。经"120"转至我院。考虑"子痫"急诊收入院。

既往史：既往8年前因"骨盆狭窄"行子宫下段剖宫产术，2年前因"瘢痕子宫"再次行剖宫产术。

【体格检查】

体温36.7 ℃，血压192/126 mmHg，脉搏86次/分，呼吸

23 次 / 分，平车入院，神志不清，昏迷状态，轻微躁动，心肺听诊阴性，腹膨隆，肝脾未触及，双下肢水肿阴性。产科检查：宫高 22 cm，胎位臀位，胎心不清，子宫硬如板状，宫缩不松弛，阴道无流血、流水。

【辅助检查】

凝血功能：D-Dimer 11 879.0 µg/L，FDP 94.43 mg/L，AT-Ⅲ 46.0%。血常规：PLT 82.0×10⁹/L。肝功能：ALT 423.6 U/L，AST 894.3 U/L，TBIL 423 µmol/L，ALB 24.4 g/L，血氨 51.0 pg/dL，CK 332.4 U/L。急诊床旁 B 超（当日，我院）：单胎，臀位，双顶径 51 mm，胎心率 78 次 / 分，羊水厚约 52 mm，胎盘位于后壁，形态饱满，较厚处约 47 mm，内可见厚约 40 mm 高回声区，彩色多普勒超声未探及血流信号。提示：单活胎，臀位，胎盘内高回声区——考虑胎盘早剥。

【诊断】

① G7P2，G24W 子痫；② HELLP 综合征；③胎盘早剥；④胎儿窘迫；⑤瘢痕子宫。

诊断分析：患者妊娠中期血压升高至 160 ～ 205/90 ～ 120 mmHg，尿蛋白阳性，伴有不能用其他原因解释的抽搐，故诊断成立。HELLP 综合征：患者检验发现 PLT 82.0×10⁹/L，ALT 423.6 U/L，AST 894.3 U/L，TBIL 423 µmol/L，凝血检查提示血管内凝血表现，故诊断成立。胎盘早剥：B 超提示胎盘部分分离，故诊断成立。胎儿窘迫：胎心偏低并听诊不清，故诊断成立。瘢痕子宫：患者于 2009—2015 年剖宫产 2 次，查体下腹部可见横行手术瘢痕，故诊断成立。15 年前体检发现乙肝

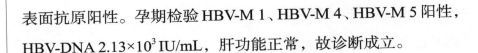

表面抗原阳性。孕期检验HBV-M 1、HBV-M 4、HBV-M 5阳性，HBV-DNA 2.13×10^3 IU/mL，肝功能正常，故诊断成立。

【鉴别诊断】

前置胎盘：患者多在孕晚期出现无痛性阴道出血，出血量大，有面色苍白、脉搏增快等休克表现，胎儿表现为宫内窘迫。该患者孕期B超及入院B超均未提示该诊断。故不考虑该诊断。

【诊疗经过】

入院后完善相关检查，建立静脉通路以纠正休克，持续静脉点滴硫酸镁、甘露醇及乌拉地尔，地塞米松20 mg入壶升血小板，考虑胎儿未娩出前，胎盘可能继续剥离，基本确诊至少Ⅱ、Ⅲ度胎盘早剥且不能立即分娩。立即备血浆、红细胞，术前准备。全麻下行子宫下段剖宫产术＋瘢切术。以臀位牵引出一女死胎，胎盘胎膜已经剥离，胎盘剥离面积＞1/2，可见陈旧血迹压迹。放置腹腔引流管。术中、术后尿为酱油色，尿量约50 mL，术中出血800 mL，胎盘送病理检查。患者处于昏迷状态转ICU病房。予以纠正低蛋白血症、降压、解痉、促宫缩、脱水利尿、激素控制病情、抗生素预防感染治疗。急诊头颅MRI+MRV检查提示左侧横窦较右侧偏细，腔内未见充盈缺损。外院神经内科主任医师紧急会诊建议继续目前治疗。术后第1天中午患者神志转清，拔除气管插管，面罩吸氧，神经病理征检查阳性。术后第1天回报：PO_2 120.9 mmHg，血氨36.0 pg/dL，D-Dimer 3598.0 μg/L。LDH 18540 U/L，CK 375.8 U/L，PLT 41.0×10^9/L。继续目前治疗，输注血小板。术后第 3 天患者病情平稳，予以回奶治疗。术后第 4 天转回我科继续保肝、降酶对症治疗。术后第 7 天换药出院，继续外院就诊后除外颅内静脉窦血栓。

病例分析

胎盘早剥是指妊娠 20 周后或分娩期，正常位置的胎盘在胎儿娩出前，部分或全部从子宫壁剥离。

1. 分度

根据病情严重程度胎盘早剥分为 3 度：Ⅰ度，以外出血为主，剥离面积小，子宫大小与孕周相符，产后检查胎盘母体面有血凝块及压迹；Ⅱ度，剥离面 1/3 左右，有突发持续性腹痛，疼痛程度与胎盘后积血成正比，贫血程度与阴道流血不相符，子宫大于孕周，胎盘附着处有压痛，胎位可扪及，胎儿存活；Ⅲ度，剥离面超过 1/2，临床表现较Ⅱ度重，出现恶心、呕吐、面色苍白、四肢湿冷等休克症状，腹部子宫硬如板状，宫缩不松弛，胎心不清，Ⅲa 无凝血功能障碍，Ⅲb 有凝血功能障碍。

2. 病因

胎盘早剥的病因有：①血管病变；②宫腔内压力骤减；③胎膜早破，双胎妊娠第一胎分娩过快；④机械性因素，如外伤尤其是腹部直接受撞击或挤压、胎位异常行外倒转术矫正胎位、脐带过短或脐带绕颈、羊膜腔穿刺术；⑤其他高危因素，如高龄产妇、经产妇、吸烟、滥用可卡因、子宫肌瘤等。

3. 诊断

（1）体征：①胎心音异常；②妊高征未临产的腹痛；③子宫张力高、血性羊水；④根据宫底上升和休克指数来判断宫腔内的出血程度；⑤根据患者体征及化验等及时发现 DIC。

（2）彩色多普勒超声诊断是确诊的必不可少的方法。

4. 治疗

治疗原则：早期识别，积极处理休克，及时终止妊娠，控制 DIC 及减少并发症。

（1）纠正休克：建立静脉通路，积极补充血容量，纠正休克，根据血红蛋白输血必须及时，同时包含红细胞、血浆、血小板。要将红细胞比容提高至 0.3 以上，尿量 > 30 mL/h。

（2）及时终止妊娠：胎儿未娩出前，胎盘可能继续剥离，一旦确诊为 Ⅱ、Ⅲ 度胎盘早剥必须及时终止妊娠。

（3）并发症的处理有以下几种情况。①产后出血：分娩后应及时应用子宫收缩剂，如催产素、麦角新碱、前列腺素制剂等，并按摩子宫。②凝血功能障碍：补充血容量和凝血因子。a. 肝素，适用于 DIC 高凝阶段；b. 抗纤溶剂。③预防肾衰竭：应随时注意尿量，若每小时尿量少于 30 mL，应及时补充血容量。

（4）预防：健全孕产妇三级保障制度，对妊娠高血压、慢性高血压、肾病孕妇要加强管理。处理羊水过多或双胎分娩时，避免宫腔内压骤然降低。羊膜腔穿刺应在 B 超引导下完成。孕期避免摔倒或使腹部受到撞击和挤压。

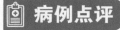 **病例点评**

　　患者入院后病情复杂、变化快，立即完善相关检查。建立静脉通路，予以硫酸镁解痉，乌拉地尔降压及甘露醇降颅压治疗，因患者处于昏迷状态未行镇静治疗。并启动抢救小组：科主任、ICU、手术室、血站、化验及 B 超医师，同时积极备血准备手术。检查回报提示胎盘早剥及 HELLP 综合征后术前予以地塞米松升血小板治疗。患者术后意识未恢复，转入 ICU 继续治疗。患者此时出现凝血功能障碍、肝功能持续衰竭及血小板、血红蛋白进行性下降。术后积极予以气管插管—面罩—鼻导管给氧维持患者供氧，输注白蛋白、悬浮红细胞、血小板以纠正低蛋白、贫血、低血小板症状，继续给予乌拉地尔降压、硫酸镁解痉、甘露醇降颅压、呋塞米间断利尿、地塞米松升血小板及保肝降酶治疗，并一直维持出大于入的液体负平衡状态。为防止出现心脑血管意外漏诊，请外院神经内科会诊，排除该诊断。患者于术后第 2 天中午清醒后拔气管插管。术后患者检查逐渐恢复正常，于术后第 7 天换药后出院。出院后继续于外院心内科及神经外科就诊。

（白　羽　赵志强）

参考文献

[1]　谢幸，苟文丽 . 妇产科学 [M]. 8 版 . 北京：人民卫生出版社，2013：129-132.

[2]　卓芳 . 20 例胎盘早剥患者采用超声检查诊断的临床分析 [J]. 云南医药，2018，39（2）：154-156.

[3]　李尚亭 . B-Lynch 缝合术在胎盘早剥并发子宫胎盘卒中的临床治疗效果观察 [J].

临床医药文献杂志，2018，5（23）：91.

[4] 米丽达.不同胎盘附着部位引起的胎盘早剥对母婴预后的影响 [J]. 实用妇科内
分泌杂志（电子版），2018，5（13）：65-66.

[5] 陈军.彩色超声用于诊断胎盘早剥的临床价值评价 [J]. 大家健康（检验与诊断），
2018，12（5）：46-47.

[6] 于莉墨.产前检查在妊娠晚期胎盘早剥诊断中的应用价值研究 [J]. 检验医学与
临床，2016，13（20）：2911-2912.

[7] 杨玲玲.妊娠晚期胎盘早剥 38 例临床分析与产前检查的关系 [J]. 现代医药卫生，
2011，27（2）：192-194.

[8] DEROO L，SKJAERVEN R，WILCOX A，et al. Placental abruption and long-term
maternal cardiovascular disease mortality：a population-based registry study in
Norway and Sweden[J]. Eur J Epidemiol，2016，31（1）：1-11.

[9] 班娜.如何护理胎盘早剥 [J]. 全科护理（健康前沿），2018，27（12）：38.

[10] 刘玉姣，刘丽丽，崔保忠，等. 妊娠晚期胎盘早剥 32 例临床分析 [J]. 中国妇
幼保健，2009，24（26）：3759-3760.

病例 9　子宫破裂

病历摘要

【基本信息】

患者，女，37岁。因"停经9月余，持续性下腹痛8小时"入院。平素月经规律，自然受孕。孕早期行孕期高通量基因测序提示低风险。行 OGTT 诊断为妊娠期糖尿病，孕期饮食运动控制血糖。孕期查梅毒螺旋体（treponema-pallidum，TP）阳性，快速血浆反应素试验（rapid plasma reagin test，RPR）1∶2，曾行苄星青霉素治疗2个疗程。孕晚期无头痛、眼花及双下肢水肿。3天前尿蛋白阳性，现孕38^{+2}周，入院血压140/80 mmHg。入院当日中午正常清洁饮食后无明显诱因12∶00起突发下腹隐痛，逐渐加重难忍，持续至今无缓解。无转移，无腰背部放射，无恶心、呕吐、黄疸、发热，不伴有尿频、尿急、尿痛及尿不尽感，无血尿，无腹泻及里急后重感，无阴道异常流血、流液。急诊行 B 超提示腹腔积液，不除外子宫破裂。

既往史：2年前梅毒抗体阳性，未治疗。9年前于外院行肠梗阻手术，具体不详。8年前共行2次人流，2年前因停经72天 B 超提示左侧输卵管间质部妊娠在我院急诊行左侧输卵管切除术＋左侧宫角修补术，术后无感染及阴道出血，4天后出院。

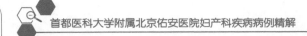
【体格检查】

血压 140/80 mmHg，脉搏 80 次 / 分，呼吸 22 次 / 分，烦躁不安，腹膨隆，中上腹脐左侧可见 10 cm 纵行手术瘢痕，愈合好，全腹无压痛、反跳痛，肠鸣音 4 次 / 分，双下肢无水肿。产科检查：宫高 36 cm，腹围 100 cm，胎位 LOA，子宫轻压痛，宫缩持续未缓解，未见病理性缩复环，胎心 140 次 / 分。消毒后内诊：宫颈未消，宫口未开，胎先露 S-2，胎膜未破。

【辅助检查】

TP 阳性，RPR 1：2，尿蛋白阳性。急诊 B 超（我院，入院当日）：单活胎，头位，胎心率 136 次 / 分，A/B 2.8。羊水指数 21 mm，胎盘前壁Ⅰ～Ⅱ级。孕妇腹腔内可见游离液体，肝肾间深约 43 mm，左下腹深约 22 mm。提示：单活胎（头位），羊水过少，孕妇腹腔积液，不除外子宫破裂。

【诊断】

① G4P0，G38^{+2}W，LOA，瘢痕子宫破裂（？），子痫前期（？），妊娠期糖尿病；②肠梗阻术后腹腔镜下左侧输卵管切除术＋左侧宫角修补术后；③潜伏梅毒。

诊断分析：患者 G4P0，2 年前在我院急诊行左侧输卵管切除术＋左侧宫角修补术。持续性下腹痛 8 小时。子宫轻压痛，宫缩持续不缓解。宫口未开，胎膜未破，急诊 B 超考虑子宫破裂。入院血压 140/80 mmHg，尿蛋白阳性。OGTT 阳性，未行胰岛素治疗。患者于两年前发现梅毒抗体阳性，孕期查 TP 阳性，RPR 1：2，曾行苄星青霉素治疗 2 个疗程，考虑潜伏梅毒诊断成立。

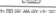

【鉴别诊断】

（1）胎盘早剥：患者伴有妊娠期高血压病史或外伤，子宫板状硬，胎位不清。阴道出血与贫血不成正比，超声检查常有胎盘后血肿或胎盘明显增厚，胎儿在子宫内。该患者入院血压虽增高，但无板状腹、阴道流血及贫血，急诊 B 超暂除外该诊断。

（2）妊娠合并急性胰腺炎：多见于进食高脂食物后出现左上腹阵发加剧腹痛，放射至肩部，伴有恶心、呕吐、黄疸、发热，重症胰腺炎可出现休克、水电解质紊乱、胃肠道出血甚至多脏器功能衰竭。查体上腹部有压痛，重症者有反跳痛、肌紧张、肠鸣音减弱或消失，移动性浊音阳性，少数重症者左腰部及脐周有青紫斑（Grey-Turner 征和 Cullen 征）。血尿淀粉酶及血清脂肪酶升高，超声见胰腺弥漫性增大，出血坏死时可见强大粗回声，胰腺周围渗液呈无回声区，必要时 CT 及 MRI 检查可提供诊断。该患者无高脂饮食，无消化系统症状，无腹部体征，肠鸣音好，检验及 B 超结果均不支持该诊断。遂暂不考虑该诊断。

【诊疗经过】

患者入院急查相关检查，监测胎心，行胎心监护。考虑子宫破裂，术前备血。围手术期静脉点滴抗生素以预防感染。急诊全麻下行子宫下段剖宫产术＋左侧子宫宫角裂伤缝合术＋右侧输卵管绝育术。术中见游离血水，量约 300 mL，迅速切开子宫下段肌层后破膜，以 LOA 顺利娩出一男活婴，探查见子宫左侧宫底前壁近宫角处破裂，行子宫破裂口修补术，修补后基本恢复子宫原解剖状态。子宫收缩欠佳，予以按摩子宫、热盐水纱布湿敷、卡贝缩宫素 100 μg 入壶，卡列前素（欣母沛）250 μg 宫体前后壁肌内注射，缝合子宫下段切口查无出血。左侧输卵管缺如，左侧卵巢无异常。经家属同意后行右侧输卵管抽芯包埋术。术中出血 700 mL，术后给予静脉点滴以预防感染，患者术后第 4 天给予硝苯地平控释片及福辛普利口服降压。术后第 8 天腹部伤口拆线，愈合好，术后第 9 天出院。出院后继续口服降压药物至术后 2 周，因血压低于 110/70 mmHg 停药，后监测血压一直正常，增加营养。产后 42 天复查：妇检、血常规及 B 超未见异常。

病例分析

1. 子宫破裂定义

子宫破裂是指在妊娠晚期或分娩期子宫体部或下段发生破裂，是直接危及产妇及胎儿生命的严重并发症。

2. 病因

病因包括：①子宫手术史；②先露部下降受阻；③子宫收缩药物使用不当；④产科手术损伤。

3. 诊断

（1）临床症状及体征：①胎儿窘迫；②宫缩停止后突发的腹部撕裂样疼痛，耻骨联合上方最严重；③阴道出血与母体失血休克症状不成正比；④弥漫性血管内凝血；⑤不明显的腹膜刺激征。

（2）超声检查是经济有效的检查方法。

4. 诊疗原则

一旦确诊，无论胎儿是否存活，均应尽快剖宫产终止妊娠。

（1）先兆子宫破裂：立即抑制宫缩，肌内注射哌替丁100 mg 或全身静脉麻醉，尽快手术。

（2）子宫破裂：立即测量患者的生命体征，包括体温、呼吸、心率、血压、皮肤颜色、意识等。开放两条静脉通路，使用宫缩抑制剂以抑制宫缩，头部抬高20°～30°，而双下肢则抬高15°左右。另外，在抢救休克的同时，无论胎儿是否存活均应尽快手术治疗。

（3）手术方法：术中立即寻找出血点止血并立即将胎儿及胎盘取出。

5. 对高危孕产妇的管理及预防措施

（1）对估计分娩困难的产妇或有难产史、子宫手术史的产妇，提早住院观察，并严格评估产科手术的指征以及决定分娩方式。

（2）使用缩宫药物注意用法及用量和用药指征，需要有助产士或医师看护。

（3）严格掌握阴道助产指征，行中高位的产钳、手转胎头术时，手法柔和，胎儿娩出后有胎盘植入时避免强行挖取等。

病例点评

　　该患者 B 超并未因破裂口小、位置高，被大网膜覆盖而漏诊，B 超技术准确。虽为子宫破裂，由于位置在宫角裂口处小，无明显休克表现，遂未用盐酸哌替丁 100 mg 肌内注射或静脉全身麻醉，无输血、输液及抗休克治疗。术前予以备血及抗生素以预防感染，但入院化验过于简单，对于排除其他诊断效果不佳。入院 25 分钟立即急诊进行手术，比较及时。术中由于距离破裂时间短，无明显感染表现，术中 3 层分层缝合恢复正常解剖结构。向患者沟通后行右侧输卵管抽芯包埋术，避免子宫破裂高危患者再次妊娠。术后广谱抗生素足量应用 72 小时，在查体及血常规检查排除宫腔感染后及时停药。

（白　羽　赵志强）

参考文献

[1] 张志. 瘢痕子宫再次妊娠行阴道分娩的可行性以及安全性研究 [J]. 当代医学，2016，22（9）：3-5.

[2] 马红英. 超声诊断在子宫破裂中的应用效果及手术对照符合率研究 [J]. 影像研究与医学应用，2018，2（9）：66-68.

[3] 马荣. 瘢痕子宫再次妊娠晚期发生自发性不完全性子宫破裂的相关因素调查 [J]. 健康必读（下旬刊），2018，（9）：49-50.

[4] 谢幸，苟文丽. 妇产科学 [M]. 8 版. 北京：人民卫生出版社，2013：218-219.

[5] 伊喜苓，孙建华. 腹腔镜下输卵管切除术或离断术后再次宫内妊娠发生子宫破裂的临床分析 [J]. 中国实用乡村医生杂志，2019，26（1）：35-37，40.

[6] 罗东琼. 腹腔镜子宫肌瘤剔除术后子宫破裂的临床分析 [J]. 实用妇科内分泌杂

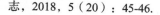

志，2018，5（20）：45-46.

[7] KOK N，WIERSMA I C，OPMEER B C，et al. Sonographic measurement of lower uterine segment thichness to predict uterine rupture during a trial of Iabor in women with previous cesarean section：a meta-anaIysis[J]. UItrasound Obstec GynecoI，2013，42（2）：132-139.

[8] 李晔伟. 浅析子宫破裂的临床处理方法 [J]. 心理医生，2018，24（13）：61-62.

[9] 梁朝贵. 手术室急救护理用于子宫破裂患者护理中的临床效果 [J]. 健康之友，2019，（2）：112.

[10] 梁朝霞，陈丹青. 子宫创伤后分娩时机和方式 [J]. 实用妇产科杂志，2018，34（1）：13-15.

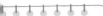

病例 10 子痫

病历摘要

【基本信息】

患者，女，33岁，主因"停经27周，抽搐1次"急诊收入院，为初产妇。

现病史：平素月经规律，停经30余天行早孕试纸检测阳性，停经40余天行超声检查提示宫内早孕，无明显早孕反应，早孕期少量阴道出血，黄体酮肌内注射至孕3个月，孕早期无发热、皮疹等不适，停经12周因乙肝表面抗原阳性于我院门诊建档，血压、血糖正常，定期产检，检验 HBV-M 1、HBV-M 4、HBV-M 5 阳性，HBV-DNA $1.36×10^2$ IU/mL，肝功能正常，高通量基因测序产前筛查低风险，停经18周自感胎动，渐活跃至今。孕期排畸超声无异常，OGTT 已预约。现孕27周，昨日夜间23时无明显诱因抽搐1次，持续1分钟，意识不清，自行恢复，外院就诊，测血压 170/104 mmHg，经"120"急诊转来我院。

既往史：高中发现乙肝病毒表面抗原阳性，肝功能正常，有乙肝家族聚集现象，其母亲及哥哥均为乙肝病毒携带者。否认慢性病、外伤及输血史。3年前因子宫内膜息肉行宫腔镜下子宫内膜息肉切除术。父亲高血压病史10年，口服降压药物治疗至今。

【体格检查】

患者入院后呈抽搐状态，神志不清，体温 36.5 ℃，血压 186/140 mmHg，脉搏 131 次 / 分，呼吸 30 次 / 分，皮肤、巩膜无黄染，未见肝掌及蜘蛛痣，心音有力，心律齐，各瓣膜听诊区未闻及病理性杂音，双肺呼吸音清，腹膨隆，肝脾未触及，肝区叩痛阴性，双下肢水肿阴性。产科检查：宫高 27 cm，腹围 102 cm，胎位 LOA，胎心 140 次 / 分，可触及宫缩。

【辅助检查】

乙肝表面抗原阳性，抗 HCV 阴性，抗 HIV 阴性。

【诊断】

① G3P0，G27W，子痫；② HBV 携带；③宫腔镜下子宫内膜息肉切除术后。

诊断分析：患者平素月经规律，有明确停经史，如期确诊妊娠及自感胎动，查体可触及胎体，闻及胎心正常，诊断明确。

子痫：现孕 27 周，昨日夜间 23 时无明显诱因出现抽搐 1 次，持续约 1 分钟，当时意识不清，后自行恢复，于外院就诊，测血压 170/104 mmHg，考虑子痫（患者无癫痫病史，有高血压家族史），因我院建档产检转来我院，考虑诊断成立。自幼发现乙肝病毒表面抗原阳性，肝功能正常，有乙肝家族聚集现象，其母亲及哥哥均为乙肝病毒携带者。无厌食、乏力等不适，肝功能正常，查体未见明显肝病体征，HBV-M 1、HBV-M 4、HBV-M 5 阳性，HBV-DNA 1.63×10^3 IU/mL，诊断成立。3年前因子宫内膜息肉行宫腔镜下子宫内膜息肉切除术，病史提供，诊断明确。

【鉴别诊断】

（1）癫痫发作：癫痫患者过去多有发作史，发作前常有先兆，发作时间短，继之神智丧失，跌倒，全身痉挛1～2分钟，亦可咬破舌，大小便失禁。但抽搐后多数可以马上恢复，即使有短暂昏迷或神志模糊，于短时间内也可恢复正常，无高血压、水肿及蛋白尿，眼底正常，患者既往无癫痫发作史，测血压170/104 mmHg，不考虑此诊断。

（2）高血压脑病及脑出血：患者妊娠前有慢性高血压疾病史，常无水肿及蛋白尿。忽然出现昏迷，意识丧失，软性偏瘫（半身不遂），病理反射阳性，瞳孔多不对称，脑出血时脑脊液有特殊改变。患者既往无高血压及脑出血病史，暂不考虑此诊断。

（3）脑炎：脑炎发病有季节性，乙型脑炎多见于夏秋季，流行性脑炎多见于春季。起病急，先有发热、头痛、颈部不适感，迅即高热、恶心、呕吐、烦躁、昏迷，亦可发生谵妄、惊厥。子痫患者并无发热，无颈项强直及脑膜刺激征，亦无病理反射。脑炎患者无高血压、水肿、蛋白尿，脑脊液检查有典型炎症改变，故不考虑此诊断。

【诊疗经过】

（1）完善相关化验检查：血尿常规、凝血功能、血型、肝功能、血生化、心肌酶、心电图、胎儿胎盘超声等。

（2）密切监测胎心、胎动，行胎心监护。

笔记

（3）患者抽搐后 3 小时至我院，入院后再次抽搐，牙关紧闭、意识丧失，入院查血压 186/140 mmHg，脉搏 131 次 / 分，呼吸 30 次 / 分，给予制动、固定开口器，地西泮静脉推注，心电监护，床边吸氧，硫酸镁冲击量快速滴入，请内科、麻醉科及重症医学科相关科室会诊，启动抢救小组，给予哌替啶25 mg，异丙嗪 50 mg 静脉推注，急查相关化验，给予乌拉地尔持续泵入降压治疗，给予甘露醇静脉点滴。经上述处理，抽搐症状好转，与患者家属沟通病情后，在全麻下行子宫下段剖宫产术，见羊水 I 度，娩出一女死婴，娩出过程顺利，体重 610 g，胎盘、胎膜自然娩出完整，子宫收缩差，给予宫腔填塞水囊预防出血，子宫双附件无异常。手术顺利，尿量约 400 mL，术中出血 300 mL，术中补液 300 mL，术毕气管插管返回重症医学科，给予硫酸镁解痉，缩宫素持续泵入，静脉补充白蛋白，限制液体入量以及利尿治疗，患者烦躁，血压高达 180/110 mmHg，给予持续镇静降压治疗。患者持续镇静状态，呼吸机辅助通气，PS 模式，指脉氧 98%。尿蛋白阳性。肝功能大致正常，血氨 77 μg/dL。凝血功能大致正常。血常规：血红蛋白 119 g/L，PLT 153×10^9/L。术后 12 小时取出宫腔水囊给予拔除气管插管，24 小时体温最高 37.7 ℃，入量 3082 mL，尿量 2310 mL。心电监护提示心率 89 次 / 分，血压 135/65 mmHg，指脉氧 100%。术后 24 小时，患者血压较前明显下降，改为硝苯地平控释片口服降压治疗，继续抗感染解痉降压对症支持治疗。术后 2 天，病情平稳，转入产科病房继续给予解痉降压、补充白蛋白、限制液体入量、利尿等对症处理，术后 7 天复查眼底未见异常，头颅 MRI 检查未见异常。头颅 CT 检查显示左侧侧脑室旁腔隙性梗死、双侧枕叶梗死。转入神经科专科医院进一步检查治疗。

产后 42 天随访患者，一般情况好，子宫复旧良好，血压正常，无子痫发作。

病例分析

子痫是子痫前期最严重的阶段，发作前可有不断加重的严重表现，也可发生无血压升高或升高不显著及尿蛋白阴性的病例。产前子痫较多，产后 48 小时约占 25%，子痫抽搐进展迅速，是造成母婴死亡的最主要原因，应积极处理。子痫通常是在子痫前期的基础上发生抽搐，但应与癫痫、脑炎、脑肿瘤、脑血管畸形破裂出血、糖尿病高渗性昏迷、低血糖昏迷相鉴别。该患者只有高血压家族史（其父有高血压），本人孕期无血压升高且尿蛋白阴性而发生子痫，患者 27 周之前在孕前检查时血压均在 140/90 mmHg 以下，尿蛋白阴性，最后一次产检在 23 周，血压为 130/80 mmHg，该患者体型偏胖，身体质量指数超标，一级亲属中有高血压家族史，孕 27 周之前每 4 周产检 1 次，血压及尿蛋白均正常。入院前在家子痫发作，入院后仍处于子痫状态，立即启动院内抢救小组，完善检验，监测血压，保持气道通畅，维持呼吸循环功能稳定，密切观察生命体征，留置尿管监测尿量，避免声光刺激，放置开口器，预防唇舌咬伤及坠地伤，给予地西泮及冬眠合剂控制抽搐，血压高达 186/140 mmHg，给予甘露醇降颅压治疗，并给予乌拉地尔注射液静脉点滴持续降压治疗，抽搐控制后急诊行剖宫产术，宫腔内放置水囊压迫止血，并监测心、肝、肾及中枢神经系统等重要器官的功能，检测凝血功能及水电解质和酸碱平衡，产后给予硫酸镁静脉点滴预防产后子痫的发生。术后查眼底未见异常，头颅 MRI 检查未见异常，头颅 CT 检查显示左侧侧脑室旁腔梗、双侧枕叶梗死，转入神经科专科医院进一步检查治疗。产后 42 天随访患者，一般情况好，子宫复旧良好，血压正常。

病例点评

　　患者于孕 34 周之前发病，属于早发型，无高血压病史但有高血压家族史，脑血管意外是子痫患者死亡的最常见原因，该患者血压高达 186/140 mmHg，故给予乌拉地尔注射液静脉输注及甘露醇输注积极降压，避免脑血管意外发生。注意监测子痫之后的胎盘早剥及肺水肿的发生。患者术后至少应用硫酸镁 24 ～ 48 小时，预防产后子痫，密切注意产后迟发型子痫的发生。另外强调，患者再次妊娠仍有发生子痫前期及子痫的可能，发生率达 3% ～ 27%，故应积极随访患者，必要时提前给予钙剂及阿司匹林口服，预防子痫前期及子痫的发生。

（周　鑫　赵　雯）

参考文献

[1] 谢幸，孔北华，段涛 . 妇产科学 [M]. 9 版 . 北京：人民卫生出版社，2018：83-91.

[2] 中华医学会妇产科学分会妊娠期高血压疾病学组 . 妊娠期高血压疾病诊治指南
（2015）[J]. 中华妇产科杂志，2015，50（10）：721-728.

[3] 李秀云 . 妊娠期高血压疾病严重并发症的发生规律及其对母婴的影响 [J]. 中国
妇幼保健，2019，34（2）：311-313.

[4] 于敏红 . 妊娠期高血压疾病的诊治分析 [J]. 临床合理用药杂志，2013，6（3）：
103-104.

[5] 殷扬平，田兆华，李梅，等 . 早发型重度子痫前期患者终止妊娠方式时机及对
母婴结局的影响 [J]. 中国计划生育学杂志，2019，27（2）：202-205.

[6] BROWN M A，MAGEE L A，KENNY L C，et al. Hypertensive Disorders of
Pergnancy：ISSHP Classification，Diagnosis，and Management Recommendations
for International Practice[J]. Pregnancy Hypertersion，2018，13：291-310.

[7] MAGEE L A，PELS A，HELEWA M，et al. Diagnosis，evaluation，and
management of the hypertensive disorders of pregnancy：executive summary[J]. J
Obstet Gynaecol Can，2014，36（5）：416-441.

病例 11　HELLP 综合征

病历摘要

【基本信息】

患者，女，26 岁，主因"停经 35 周，发现血压升高 14 天"入院。初产妇。平素月经规律，自然受孕，停经 40 天行尿妊娠试验阳性，停经 50 余天行超声检查提示宫内早孕，孕早期感轻微恶心、乏力等早孕反应，无阴道流血、腹痛、发热、皮疹及不良理化因素接触史。因 HIV 阳性于孕 13 周至我院建档，孕期全程口服药物治疗，孕 4 月余自感胎动活跃至今，定期产检，高通量基因测序产前筛查低风险，OGTT 阴性。停经 28 周余 B 超确诊完全性前置胎盘。孕 33 周感咳嗽、乏力，阴道流血，色暗红，量约 20 mL，于当地医院住院保胎治疗，住院期间血压升高，最高达 170/107 mmHg，尿蛋白阳性，给予地塞米松 5 mg，共计 4 针，促胎儿肺成熟，硫酸镁解痉，青霉素预防感染 10 天，孕 34 周化验提示肝功能异常，给予保肝治疗，转入我院。现患者无头晕、眼花及上腹部不适，无腹痛及阴道出血，无咳嗽、咳痰，考虑"完全性前置胎盘、HELLP 综合征，孕 35 周"入院。孕期饮食、睡眠良好，二便如常，孕期体重增加 15 kg。

既往史：5 岁时因左手烧伤植皮并输血治疗。2011 年确诊 HIV 阳性，口服药物治疗至今。否认孕前糖尿病、高血压、心

67

脏病、肾病及血液病等慢性病病史，否认药物及食物过敏史。其丈夫于 2015 年在外院确诊 HIV 阳性，口服药物治疗至今。

【体格检查】

一般情况好，体温 36.5 ℃，血压 170/107 mmHg，脉搏 80 次 / 分，呼吸 20 次 / 分，皮肤、巩膜无黄染，未见蜘蛛痣，肝掌阴性，心肺征阴性，腹平软，肝脾未触及，无压痛及反跳痛，肠鸣音正常，全身水肿。产科检查：宫高 33 cm，腹围 120 cm，胎位 LOA，胎心 140 次 / 分，无宫缩。骨盆外测量：24-26-21-8.0 cm，耻骨弓 ＞ 90°。肛查：因前置胎盘未查。

【辅助检查】

HIV 阳性，RPR 阴性，抗 HCV 阴性。尿蛋白（++）。彩超：单胎，头位，双顶径 78 mm，头围 282 mm，股骨长 59 mm，腹围 274 mm，胎心率 140 次 / 分，腹围：双顶径为 3.5。羊水：右上 21 mm，右下 11 mm，左上 26 mm，左下 26 mm。胎盘：后壁。胎盘成熟度：Ⅰ级。其他：胎儿部分肢体及颜面被遮挡，显示不清。胎儿心脏四腔心可见，余切面显示不满意。胎盘下缘覆盖宫颈内口。血常规：HGB 89 g/L，PLT 59×10^9/L。肝功能：ALT 86.9 U/L，AST 119.8 U/L，ALB 17.7 g/L，LDH 642 U/L，TBIL 22.7 μmol/L，尿蛋白（++）。

【诊断】

① G1P0，G35W，LOA，完全性前置胎盘；② HELLP 综合征；③获得性免疫缺陷综合征，无症状期。

诊断分析：患者为已婚育龄女性，有明确停经史，停经后如期确诊妊娠及自感胎动，查体可触及胎儿肢体，闻及胎心正常，孕期多次超声提示完全性前置胎盘，2 周前阴道少量流血，诊断明确。结合孕期检查及 B 超，故妊娠诊断成立。患者于 2 周前出现血压升高，最高达 170/107 mmHg，伴偶有恶心、呕吐及肝区不适，查体双下肢水肿，检验尿蛋白（＋），PLT 59×10^9/L，ALT 86.9 U/L，AST 119.8 U/L，ALB 17.7 g/L，LDH 642 U/L，TBIL 22.7 μmol/L，故 HELLP 综合征诊断成立。患者有植皮及输血史，7 年前体检发现 HIV 阳性，口服洛匹那韦利托那韦片（克力芝）1 粒，每日 2 次；齐多夫定 1 片，每 12 小时 1 次；拉米夫定片 1 片，每 12 小时 1 次。查体未见明显皮疹，故获得性免疫缺陷综合征诊断成立。

【鉴别诊断】

（1）慢性肾炎合并妊娠：也可表现为高血压、水肿、蛋白尿，但一般妊娠前有肾炎病史，在妊娠早期即出现蛋白尿，随着妊娠进展尿中可出现颗粒管型，同时伴有高血压，而子痫前期患者无肾炎病史，尿中仅有蛋白。慢性肾病合并子痫前期的患者，有慢性肾病史，妊娠前或妊娠开始即有血尿、蛋白尿，妊娠 20 周后（可能提前）蛋白尿加重，容易出现肾功能障碍，产后病情可能好转不明显，同慢性肾病妊娠后恶化不易区别，产后肾活体组织检查对鉴别诊断有帮助。患者既往无肾病史，暂不考虑该诊断。

（2）慢性高血压合并妊娠：妊娠 20 周前出现高血压，随着妊娠的进展，血压可持续上升，其慢性高血压可以是原发性的，也可以是继发性的。在妊娠前或妊娠早期即发现有高血压的年轻人通常有继发性因素存在（如肾病、肾血管性高血压、原发性醛固酮增多症、Cushing 综合征和嗜铬细胞瘤），因此需要对这些患者进一步行无创性检查，尤其是那些对母婴造成影响的继发性高血压。患者既往无高血压病史，2 周前发现血压升高，暂不考虑此诊断。

（3）妊娠期急性脂肪肝：妊娠期急性脂肪肝发生于妊娠晚期，起病初期仅有持续性恶心、呕吐、乏力、上腹痛或头痛，数天至 1 周后孕妇出现黄疸，且进行性加深，常无瘙痒。腹痛可局限于右上腹，也可呈弥散性。患者常有高血压、蛋白尿、水肿，少数人有一过性多尿和烦渴，病情继续进展，可出现凝血功能障碍（皮肤淤点 / 淤斑、消化道出血、齿龈出血等）、低血糖、意识障碍、精神症状及肝性脑病、尿少、无尿和肾衰竭，常于短期内死亡。本例患者无黄疸、瘙痒及右上腹疼痛，暂不考虑此诊断。

【诊疗经过】

（1）完善相关检查：血常规、尿常规、肝功能、24 小时尿蛋白定量、心电图、肝胆脾超声等。

（2）密切监测胎心、胎动，行胎心监护。

（3）胎儿大小估计 2500 g，完全性前置胎盘，HELLP 综合征。

（4）组织全科讨论：患者低白蛋白血症，全身水肿严重，给予纠正低蛋白血症、利尿等对症治疗，考虑目前诊断为 HELLP 综合征，孕 35 周，已完成促肺，充分术前准备后行择期手术终止妊娠。

因"完全性前置胎盘，HELLP 综合征，孕 35 周"在全麻下行子宫下段剖宫产终止妊娠，术中见淡黄腹腔积液约

笔记

300 mL，羊水Ⅲ度污染，约1000 mL，以LOA娩出一女活婴，见脐带扭转，新生儿体重1900 g，轻度窒息，断脐交台下处理，及时复苏抢救，评分：6-10-10分。胎盘位于子宫后壁，向前覆盖宫颈内口，胎盘部分粘连，行手剥胎盘，查胎盘、胎膜完整，胎盘送病理。子宫下段剥离面出血，子宫收缩差，给予放置宫腔水囊，水囊注冰盐水450 mL。洗手探查子宫及双附件无异常。术中出血400 mL，补液650 mL，术毕气管插管返回ICU。向家属交代病危，特级护理，全身水肿严重，给予纠正低蛋白血症及利尿治疗。HIV无症状期，合并腹腔积液及羊水污染，不除外腹腔感染及宫内感染，给予抗感染治疗。术后6小时脱机拔管，术后第1天复查肝功能轻度升高，白蛋白25.2 g/L，血红蛋白74 g/L，血小板计数73×10⁹/L，24小时尿微量总蛋白25.168 g。术后第2天，病情平稳，由ICU转入产科病房继续治疗，继续给予促宫缩、补液、保肝、镇静等治疗，监测体温、伤口愈合情况及子宫复旧和阴道出血情况，监测肝功能及血常规的变化，控制补液量，监测24小时出入量。复查血红蛋白79 g/L，血小板计数93 × 10⁹/L。术后第7天停用静脉抗生素。术后第8天检验回报：血红蛋白86 g/L，PLT 153 × 10⁹/L，肝功能正常。术后第13天，一般情况好，血压正常，心肺听诊未闻及异常，腹软，无压痛及反跳痛，伤口无渗出，双下肢不肿。宫底齐耻间，阴道恶露正常。患者出院。

产后42天随访患者，一般情况好，子宫复旧良好，血压正常，肝功能正常，血常规及尿常规均正常。

📋 病例分析

  HELLP 综合征以溶血、肝酶升高及血小板减少为特点，是子痫前期的严重并发症，常危及母婴生命。该病的病理改变与子痫前期相同，如血管痉挛、血管内皮损伤、血小板聚集与消耗、纤维蛋白沉积和终末器官缺血等，但发展为 HELLP 综合征的机制尚不清楚。临床表现为右上腹及上腹部疼痛、恶心、呕吐、全身不适等非特异性症状，少数可有轻度黄疸，查体右上腹或上腹肌紧张、体重骤增、水肿。如凝血功能障碍可出现血尿、消化道出血。本病可发生于妊娠中期至产后数日的任何时间，70% 以上发生于产前。该患者于入院 2 周前出现血压升高，入院时主诉偶有恶心、呕吐及肝区不适，症状没有特异性，确诊主要依据实验室检查：外周血涂片中间见破碎红细胞，TBIL > 20.5 μmol/L，LDH 升高，血小板减少，LDH 升高和血清结合珠蛋白降低是诊断 HELLP 综合征的敏感指标，常在血清未结合胆红素升高和血红蛋白降低前出现。与血栓性血小板减少性紫癜及妊娠期急性脂肪肝相鉴别。治疗上 HELLP 综合征必须住院，并按照重度子痫前期进行治疗，在此基础上，血小板 < 50×10⁹/L 时，考虑糖皮质激素治疗，并可促胎肺成熟，产后继续应用，以免出现血小板再次降低、肝功能恶化、少尿等，该患者血小板最低为 59×10⁹/L，故未给予糖皮质激素治疗 HELLP 综合征，只给予糖皮质激素促胎肺治疗，产后复查血小板逐渐上升并恢复正常。如果血小板 < 50×10⁹/L 且血小板数量迅速下降或存在凝血功能障碍时应考虑备血及血小板，若血小板 < 20×10⁹/L 或剖宫产时有出血，应输注浓缩血小

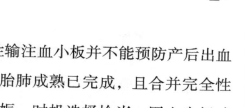

板、新鲜冻干血浆，但预防性输注血小板并不能预防产后出血的发生。该患者孕 35 周，促胎肺成熟已完成，且合并完全性前置胎盘，故于 35 周终止妊娠，时机选择恰当，因血小板减少，有局部出血危险，禁忌阴部阻滞和硬膜外麻醉，该患者剖宫产采用全身麻醉，效果很好，经过积极治疗，结局很好，产后复查血压正常。

病例点评

该患者诊断迅速明确，治疗积极有效，终止妊娠时机掌握适当。HELLP 综合征临床表现不典型，无特异性且常被妊娠高血压症状所掩盖，并且 HELLP 综合征的发生与妊娠期高血压疾病严重程度无一致性关系，故容易延误诊断治疗，对母婴的预后产生严重影响，病死率高，所以应引起重视。HELLP 综合征终止妊娠的时机：孕龄 ≥ 34 周或胎肺已成熟、胎儿窘迫或先兆肝破裂及病情恶化者，应立即终止妊娠；病情稳定、妊娠 < 34 周，胎肺不成熟及胎儿情况良好者，可延长 48 小时，以完成糖皮质激素促胎肺成熟，然后终止妊娠，该患者终止妊娠于 35 周，终止妊娠的时机适当。糖皮质激素可以促进血小板的生成，改善纤维蛋白的沉积，降低血管通透性，减少出血，血小板越低母胎病死率越高。转氨酶及 LDH 恢复正常的时间平均在产后 2 ～ 5 天。HELLP 综合征不是剖宫产的指征，但患者可酌情放宽指征。

妊娠期高血压疾病特别是重度子痫前期合并 HELLP 综合征的孕妇，计划再生育时有复发风险，再次妊娠的孕期检查非

笔记

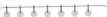

常重要，推荐口服钙补充量至少为 1 g/d 以预防子痫前期，对于有高危因素者，于妊娠早中期（妊娠 12 ～ 16 周）开始服用小剂量阿司匹林（50 ～ 100 mg），可维持到孕 28 周。但是，仍需注意对孕妇的基础疾病和前次 HELLP 综合征的发病因素进行排查，对于存在基础疾病和自身免疫性疾病等疾病的孕妇，建议孕前在专科行病情评估，以便能及早治疗和预防。

（周　鑫　赵　雯）

参考文献

[1] 北京协和医院 . 北京协和医院医疗诊疗常规：产科诊疗常规 [M]. 北京：人民卫生出版社，2018.

[2] 谢幸，孔北华，段涛 . 妇产科学 [M]. 9 版 . 北京：人民卫生出版社，2018：90-91.

[3] 刘凤霞，徐风森，胡海燕，等 . HELLP 综合征的临床研究进展 [J]. 西南国际医药，2019，29（1）：93-95.

[4] 蓝春生 . HELLP 综合征的诊断及处理进展 [J]. 医学信息，2014，23（17）：669.

[5] 中华医学会妇产科学分会妊娠期高血压疾病学组 . 妊娠期高血压疾病诊治指南（2015）[J]. 中华妇产科杂志，2015，50（10）：721-728.

[6] COMMITTEE ON OBSTETRIC PRACTICE. Committee Opinion No. 692：emergent therapy for acute-onset, severe hypertension during pregnancy and the postpartum Period[J]. Obster Gynecol，2017，129（4）：90-95.

[7] LOWE S A，BOWYER L，LUST K，et al. The SOMANZ guidelines for the management of hypertersive disorders of pregnancy 2014[J]. Aust N Z J Obstet Gynaecol，2015，55（1）：11-16.

[8] BAXTER J K，WEINSTEIN L. HELLP syndrome：the state of the art[J]. Obstet Gynecol Surv，2014，59（12）：838-845.

病例 12 妊娠期糖尿病

病历摘要

【基本信息】

患者，女，33岁，主因"停经40周，发现血糖异常3月余"入院。初产妇，体重指数正常，平素月经规律，月经周期28～30天，经期4～5天，量中等，色暗红，自然受孕，停经30余天自查尿妊娠试验阳性，停经40余天行超声检查提示宫内早孕，单活胎，可见胎心、胎芽。孕早期无发热、皮疹、阴道出血及腹痛，无明显恶心、呕吐等早孕反应，停经12周因乙肝表面抗原阳性于我院门诊建档，定期产检，查 HBV-M 1、HBV-M 4、HBV-M 5 阳性，HBV-DNA $1.63×10^3$ IU/mL，肝功能正常，高通量基因测序产前筛查低风险，停经18周自感胎动渐活跃至今。孕期胎儿畸形超声筛查未见异常，孕26周 OGTT：空腹4.45 mmol/L、1小时10.21 mmol/L、2小时8.55 mmol/L，诊断为妊娠期糖尿病（gestational diabetes mellitus，GDM），给予饮食＋运动调节血糖，监测空腹及三餐后血糖均在正常范围内，糖化血红蛋白4.9%。孕晚期无头晕、眼花、视物模糊及双下肢水肿，监测血压、血糖均正常，饮食、睡眠良好，二便如常，孕期体重增加15 kg。现停经40周，无产兆，门诊收入院。

既往史：自幼发现乙肝病毒表面抗原阳性，肝功能正常，

笔记

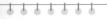
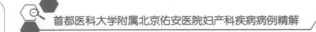

有乙肝家族聚集现象，其母亲及妹妹均为乙肝病毒携带者。否认既往高血压、糖尿病、心脏病、肾病及血液病等慢性病史，否认药物、食物过敏史，否认手术及重大外伤史。

【体格检查】

一般情况好，体温 36.6 ℃，血压 101/84 mmHg，脉搏 82 次 / 分，呼吸 20 次 / 分，生命体征平稳，神志清楚，皮肤、巩膜无黄染，未见蜘蛛痣，肝掌阴性，心肺征阴性，腹部膨隆，孕足月腹型，肝脾未触及，无压痛及反跳痛，肠鸣音正常，双下肢无水肿。产科检查：宫高 33 cm，腹围 105 cm，胎位 LOA，胎心 140 次 / 分，偶有不规律宫缩，无痛感。骨盆内外测量正常，宫颈中位、质中、消 50%，宫口未开，胎先露 S-2，胎膜存，宫颈评分 4 分。

【辅助检查】

检验 HBV-M 1、HBV-M 4、HBV-M 5 阳性，HBV-DNA 1.63×10^3 IU/mL，肝功能正常。RPR 阴性，抗 HCV 阴性，抗 HIV 阴性。超声：单活胎头位。胎心监护无应激试验反应型。心电图：窦性心律，正常心电图。

【诊断】

① G1P0，G40W，LOA，GDM；② HBV 携带。

诊断分析：患者为育龄女性，有明确停经史，停经后如期确诊妊娠及自感胎动，查体可触及胎儿肢体，闻及胎心正常，结合孕期检查及 B 超，妊娠诊断成立。孕期行 OGTT：空腹 4.45 mmol/L、1 小时 10.21 mmol/L、2 小时 8.55 mmol/L，诊断为 GDM，给予饮食＋运动调节血糖，监测空腹及三餐后血糖均处于正常范围内，糖化血红蛋白 4.9%，故 GDM 诊断成立。自幼发现乙肝病毒表面抗原阳性，肝功能正常，有乙肝家族聚集现象，其母亲及妹妹均为乙肝病毒携带者。无厌食、乏力等不适，肝功能正常，查体未见明显肝病体征，HBV-M 1、HBV-M 4、HBV-M 5 阳性，肝功能正常，HBV-DNA $1.63×10^3$ IU/mL，诊断成立。

【鉴别诊断】

（1）糖尿病合并妊娠：妊娠前已明确诊断为糖尿病，由于病程长，大部分患者妊娠时已出现微血管病变，常合并胎儿生长受限，这一点与妊娠期常合并巨大儿截然不同；由于微血管病变，常导致胎盘循环障碍，发生胎儿窘迫，胎死宫内的风险较 GDM 高，合并妊娠期高血压风险增高，根据患者孕前病史、妊娠经过及体格检查，不考虑该诊断。

（2）饥饿性酮症酸中毒：由于饥饿导致机体脂肪分解，产生大量酮体，导致酮症酸中毒。与高血糖酮症酸中毒最重要的鉴别点：一是既往病史不同，前者无糖尿病病史，后者有明确的糖尿病病史；二是前者低血糖，合并高血酮体及尿酮体，后者高血糖合并高血酮体及尿酮体，两者均可出现脱水、酸中毒的临床表现。结合患者病史及辅助检查，不考虑此诊断。

【诊疗经过】

（1）完善各项检查：血常规、尿常规、生化、凝血功能等。

（2）密切监测胎心、胎动，行胎心监护。

（3）胎儿头盆相称，可阴道试产。

（4）患者患有 GDM，血糖控制良好，已足月，宫颈评分 4 分，给予放置宫颈水囊软化宫颈后，人工破膜，缩宫素引产临产，在会阴侧切下自娩一活婴，体重 3300 g，身长 49 cm，新生儿无窒息，外观无畸形，子宫收缩好，生产过程顺利，产后出血 100 mL，产后生命体征平稳。

产后复查 OGTT 正常。

🩺 病例分析

妊娠合并糖尿病孕妇中 90% 以上为 GDM，糖代谢异常大多于产后能恢复正常，但将来患 2 型糖尿病的机会增加，GDM 对母婴均有较大危害，可以导致胎儿畸形、早产、胎死宫内、巨大儿、难产、新生儿呼吸窘迫综合征等，需引起重视。该患者孕前血糖正常，无糖尿病家族史，孕中期行 OGTT 检查，诊断为 GDM，门诊给予营养及运动指导，监测血糖，维持空腹血糖 < 5.3 mmol/L，餐后 2 小时血糖 < 6.7 mmol/L，糖化血红蛋白 < 5.5% 的水平，控制血糖达理想标准，并同时监测血压、尿蛋白、泌尿系感染、阴道真菌感染，监测胎儿的生长发育、羊水量，孕 32 周后每周行无应激试验，并监测脐动脉 S/D，均在正常范围之内，胎儿中等大小，估重 3200 g，经检查，可经阴道分娩。不需要胰岛素治疗而血糖控制达标的 GDM 孕妇，在无母婴并发症的情况下，经严密监测，等到预产期仍未临产者可给予引产，产程中密切监测孕妇的血糖、血压、宫缩、胎心变化，避免产程延长，故在孕 40 周时，给予该患者宫颈水囊促宫颈成熟（宫颈评分 4 分），并给予人工破膜后行催产素静脉点滴引产，进入产程后，每 1 ～ 2 小时监

笔记

测一次血糖及尿酮体，避免出现高血糖或低血糖，血糖控制在 3.9 ～ 5.6 mmol/L，给予营养指导，以满足基础代谢需要和应激状态下的能量消耗，维持适当血容量及电解质代谢平衡。该患者总产程 10.5 小时，顺娩一 3300 g 活婴，无窒息、无畸形，新生儿测血糖正常，给予早开奶，获得了良好的妊娠结局。产后按要求随访，结果正常。

病例点评

我院以慢性乙型肝炎合并妊娠的患者为主，而 HBV 可能诱导产生胰岛自身免疫性抗体引起胰岛细胞损伤，HBV-DNA 可能造成编码胰岛素基因突变致胰岛细胞出现分泌成熟胰岛素的障碍，病毒蛋白与胰岛素受体在同一位点存在，并使受体构象改变，炎性介质参与胰岛素抵抗，都会导致糖尿病的发生，乙型肝炎患者中患糖尿病的人数是普通人的 4 倍，故合并 HBV 携带的妊娠妇女要特别注意血糖情况。孕期强调产科与营养科及内分泌科共同管理患者，指导患者营养及运动，定期监测血糖，对于血糖控制不满意的，要加用胰岛素，必须进行胎儿心脏超声检查，产后结合血糖进一步调整胰岛素用量。孕期不需要胰岛素治疗的 GDM 患者，产后恢复正常饮食，应避免高糖及高脂饮食。另外，要注意 GDM 患者的新生儿的监测：新生儿出生后易出现低血糖，故出生后 30 分钟内进行末梢血糖测定；均按高危儿处理，注意保暖和吸氧；提早喂糖水开奶；常规检查血常规、血钾、血钙、胆红素；密切注意新生儿呼吸窘迫综合征的发生。GDM 患者及其后代是糖尿病的高

笔记

危人群，GDM 患者产后患 2 型糖尿病的危险明显增加，所有 GDM 患者在产后 6 ～ 12 周进行随访，了解患者的身高、体重、身体质量指数及腰围，进行 OGTT 检查。对于具有肥胖、一级亲属患有 2 型糖尿病、GDM 病史或大于胎龄儿分娩史、多囊卵巢综合征及反复尿糖阳性这些高危因素的早孕期孕妇要尽早进行糖尿病筛查。孕期管理主要围绕监测血糖、监测孕期并发症及胎儿监护开展。

（赵 雯 周 鑫）

参考文献

[1] 北京协和医院 . 北京协和医院医疗诊疗常规：产科诊疗常规 [M]. 北京：人民卫生出版社，2018.

[2] 中华医学会妇产科学分会产科学组，中华医学会围产医学分会妊娠合并糖尿病协作组 . 妊娠合并糖尿病诊治指南（2014）[J]. 中华妇产科杂志，2014，49（8）：561-572.

[3] 谢幸，孔兆华，段涛 . 妇产科学 [M]. 9 版 . 北京：人民卫生出版社，2018：105-109.

[4] 郝丽萍，杨明鲜 . 妊娠期糖尿病的相关危险因素分析及其对母婴结局的影响 [J]. 中国妇幼保健，2019，17（4）：746-748.

[5] 王凤清 . 妊娠期糖尿病患者对其进行全程的健康指导后其患者及母婴结局的影响 [J]. 中国妇幼保健，2019，29（3）：320.

[6] 郭兆彦 . 妊娠期糖尿病筛查及妊娠期糖尿病对母婴结局的影响 [J]. 中国医药指南，2018，16（29）：153-154.

[7] 周旋，汲宝兰，满冬梅，等 . 胰岛素治疗与妊娠期糖尿病患者孕期体重及体重指数增加的相关性 [J]. 浙江医学，2019，41（1）：52-54.

笔记

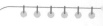

[8]　DESPINA D，BOUTSIROU M，MARMARIONS A，et al. Perinatal sclerostin concentrations in abnormal fetal growth：the impact of gestational diabetes[J]. Journal of Maternal-Fetal and Neoratal Medicine，2018，32（13）：2228-2232.

[9]　LAINE M K，AAHOS I，ERIKSSON J G，et al. Short primiparous women are at an increased risk for gestational diabetes mellitus[J]. Public Health, 2018, 156(20)：101-108.

病例 13   妊娠合并甲状腺功能减退

📋 病历摘要

【基本信息】

患者，女，29 岁，孕 5^{+3} 周，体重 50 kg，主诉"腹胀、便秘伴乏力 2 周余"。

现病史：约 2 周前，患者无明显诱因出现腹胀（饭后明显）、便秘，伴有乏力、无精神。当时无胃酸、胃疼、心情低落、口干、多饮、多尿等症状。2 周来，上述症状持续存在，无食欲，伴有脱发、下肢肿胀等症状，为求诊治遂来我院就诊，门诊检验甲功 3 项提示 TSH 5 mIU/L，TT$_3$ 0.9 nmol/L，TT$_4$ 55 nmol/L，以"妊娠合并甲状腺功能减退（甲减）"收住院，发病以来饮食差，睡眠一般，小便正常，大便干燥，体重无明显变化。

既往史：既往甲减 2 年余，平日每日口服左甲状腺素 60 μg，TSH 水平维持在 2.5 mIU/L 左右。

【体格检查】

体温 36.1 ℃，血压 120/85 mmHg，脉搏 75 次 / 分，呼吸 16 次 / 分。发育正常，营养中等，神志清，精神差，步入病房，自动体位，查体合作，全身皮肤、黏膜无黄染及出血点，浅表淋巴结未触及肿大，头颅五官对称，眉毛无脱落，眼睑无水肿，眼球活动自如，结膜正常，巩膜无黄染，双侧瞳孔等大、等圆，直径约 3 mm，对光反射存在，耳鼻对称、无畸形，未见异常分泌物，唇无发绀，咽无充血，扁桃腺不大，颈软，气管居中，甲状腺不大，胸廓对称、无畸形，双肺呼吸音粗，未闻及干湿性啰音。心前区无隆起，心尖冲动在左锁骨中线第 5 肋间外侧约 2 cm，叩诊心界无扩大，心率 75 次 / 分，心律齐，各瓣膜听诊区未闻及病理性杂音。脊柱四肢无畸形，各关节活动正常，双下肢非凹陷性水肿。生理反射存在，病理反射未引出。

【辅助检查】

TPO 抗体阳性，TSH 5 mIU/L，TT_3 0.9 nmol/L，TT_4 55 nmol/L。血常规：HGB 95 g/L。甲状腺彩超检查未发现明显异常。

【诊断】

妊娠合并甲状腺功能减退。

【鉴别诊断】

（1）肝炎：患者可有腹胀、乏力症状，有时伴有肝区不适，化验肝功能或者做肝脏超声检查可发现异常。

（2）垂体促甲状腺素瘤：表现为甲状腺毒症，FT_3、FT_4、TSH 均升高，垂体 CT 可见占位。

（3）甲状腺激素抵抗综合征：表现为垂体及周围组织对甲状腺激素抵抗或不敏感，FT_3、FT_4 升高，TSH 正常或升高。

【诊疗经过】

（1）妊娠期临床甲减均应治疗。每 3 个月监测一次 TSH 水平，如 > 2.5 mIU/L 同时伴 FT_4 下降，或 TSH > 10 mIU/L

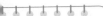

时，无论 FT_4 浓度高低，均需治疗。

（2）孕期单纯低 T_4 血症无须治疗。

（3）亚临床甲减可能对孕妇和胎儿造成不良影响，建议对于亚临床甲减孕妇如果 TPOAb 阳性应给予左甲状腺素治疗。目前对甲状腺抗体阴性的亚临床甲减孕妇既不反对也不推荐给予左甲状腺素治疗。该患者入院后给予二级护理，每日晨起空腹口服左甲状腺素，起始剂量为 50 μg/d，根据患者耐受程度最后增加到 100 μg/d，之后维持完全替代剂量为 100 μg/d。嘱患者避免与铁补充剂、含铁离子多种维生素、钙剂和黄豆食品等同时摄入，间隔应该在 4 小时以上。给予莫沙必利缓解腹胀症状，水溶性／脂溶性维生素、氨基酸支持治疗。嘱患者多进食含碘丰富的食物。在左甲状腺素替代治疗的同时，嘱加强营养，注意休息，勿过度劳累。定期做产前检查，注意体重、腹围、宫高增长情况，并应用 B 超监测胎儿生长发育情况，及时发现胎儿宫内生长迟缓，尽早给予相应治疗。

治疗 4 周后复查 TSH 2.4 mIU/L，腹胀、便秘、乏力等症状消失。

📋 病例分析

该患者以腹胀、便秘、乏力等症状为主要表现，门诊检验甲状腺功能提示甲状腺功能减退。左甲状腺素是治疗妊娠期甲减的首选替代药物。及时纠正甲减症状，维持正常的生理代谢，避免因甲减导致不良妊娠结局。妊娠期诊断的临床甲减，左甲状腺素替代剂量要高于非妊娠妇女，为 2.0～

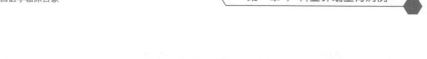

2.4 μg/（kg·d）。该患者服用左甲状腺素后 TSH 水平下降到孕前，维持在正常范围内，不良症状和体征也消失，达到了治疗的目标。

病例点评

妊娠合并甲状腺功能减退症简称妊娠合并甲减，是发生在妊娠期间的甲状腺功能减退症，是由于甲状腺激素合成及分泌减少，或其生理效应不足导致机体代谢降低的一种疾病。国外文献报道，妊娠妇女显性甲减、亚临床甲减和甲状腺自身抗体阳性的发生率分别为 0.3%～0.5%、2%～3% 和5%～15%。妊娠期临床甲减损伤后代神经智力发育，还可能增加子痫前期、早产、死胎、妊娠高血压、低出生体重和流产等风险。因此，该疾病对妊娠结局的危害是肯定的，需要对该类患者进行积极的管理与治疗。甲减孕妇及时诊断和治疗的目的是使其甲状腺功能尽快地恢复并维持正常。妊娠期甲减治疗的血清 TSH 目标：T1 期 0.1～2.5 mIU/L，T2 期0.2～3.0 mIU/L，T3 期 0.3～3.0 mIU/L。理想的情况是在妊娠前使她们的甲状腺功能恢复正常，最好 TSH ＜ 2.5 mIU/L 后再妊娠。血清 TSH 和 FT_4/ TT_4 应在妊娠前半期每 4 周监测一次，TSH 平稳可以延长至每 6 周一次。要做到这一点，且需在必要时及时调整治疗剂量，患者在孕期尤其需要较大的替代治疗剂量。治疗方法简单、可行且非常有效，可以预防和减少并发症。患者整个孕期的甲状腺功能正常，则母婴均处在低危中，除了定期的甲状腺功能检查外，不需要做其他特殊检查。那些

笔记

开始时为甲减，但经治疗甲状腺功能已恢复正常的患者仍有先兆子痫的危险，孕期又有甲减的患者甚至有胎盘早剥、产后出血的更大危险。人体内甲状腺激素不足或者缺乏，会对妊娠结局产生不良影响，使新生儿或者胎儿的细胞发育受到破坏，骨骼生长速度迟缓。妊娠期甲状腺功能异常的患者进行早期筛查、诊断和治疗，可有效预防不良事件的发生。目前尚无对于那些妊娠期被诊断为甲减的孕妇需终止妊娠的指南推荐。

（张　冲　孟　君）

参考文献

[1] LI C，SHAN Z，MAO J，et al. Assesment of thyroid function during first-trimester pregnancy：what is the rational upper limit of serum TSH during the first trimester in Chinese pregnant women? [J]. J Clin Endocrinol Metab，2014，99（1）：73-79.

[2] MORENO-REYES R，GLINOER D，VAN OYEN H，et al. High prevalence of thyroid disorders in pregnant women in a mildly iodine-deficient country：a population-based study[J]. J Clin Endocrinol Metab，2013，98（9）：3694-3701.

[3] AMERICAN COLLEGE OF OBSTETRICIANS AND GYNECOLOGISTS. Practice bulletin no. 148：thyroid disease in pregnancy[J]. Obstet Gynecol，2015，125（4）：996-1005.

[4] NAZARPOUR S，TEHRANI F R，SIMBAR M，et al. Comparison of universal screening with targeted high-risk case finding for diagnosis of thyroid disorders[J]. Eur J Endocrinol，2016，174（1）：77-83.

[5] KUMRU P，ERDOGDU E，ARISOY R，et al. Effect of thyroid dysfunction and autoimmunity on pregnancy outcomes in low risk population[J]. Arch Gynecol Obstet，2015，291（5）：1047-1054.

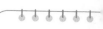 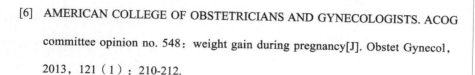

[6] AMERICAN COLLEGE OF OBSTETRICIANS AND GYNECOLOGISTS. ACOG committee opinion no. 548: weight gain during pregnancy[J]. Obstet Gynecol, 2013, 121（1）: 210-212.

[7] AMERICAN COLLEGE OF OBSTETRICIANS AND GYNECOLOGISTS. ACOG practice bulletin no. 134: fetal growth restriction[J]. Obstet Gynecol, 2013, 121（5）: 1122-1133.

[8] VELASCO I, TAYLOR P. Identifying and treating subclinical thyroid dysfunction in pregnancy: emerging controversies[J]. Eur J Endocrinol, 2018, 178（1）: D1-D12.

[9] LAZARUS J, BROWN R S, DAUMERIE C, et al. 2014 European Thyroid Association guidelines for the management of subclinical hypothyroidism in pregnancy and in children[J]. Eur Thyroid J, 2014, 3（2）: 76-94.

[10] ALEXANDER E K, PEARCE E N, BRENT G A, et al. 2017 guidelines of the American Thyroid Association for the diagnosis and management of thyroid disease during pregnancy and the postpartum[J]. Thyroid, 2017, 27（3）: 315-389.

[11] AZIZI F, MEHRAN L, AMOUZEGAR A, et al. Prevalent practices of thyroid diseases during pregnancy among endocrinologists, internists and general practitioners[J]. Int J Endocrinol Metab, 2015, 14（1）: e29601.

[12] MEDEIROS M F, CERQUEIRA T L, SILVA JUNIOR J C, et al. An international survey of screening and management of hypothyroidism during prenancy in Latin America[J]. Arq Bras Endocrinol Metabol, 2014, 58（9）: 906-911.

[13] CASEY B M, THOM E A, PEACEMAN A M, et al. Treatment of subclinical hypothyroidism or hypothyroxinemia in pregnancy[J]. New Engl J Med, 2017, 376（9）: 815-825.

[14] HALES C, TAYLOR PN, CHANNON S, et al. Controlled antenatal thyroid screening II: effect of treating maternal sub optimal thyroid function on child cognition[J]. J Clin Endocrinol Metab, 2018, 103（4）: 1583-1591.

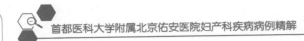
[15] SULLIVAN K M，PERRINE C G，PEARCE E N，et al. Monitoring the iodine status of pregnant women in the United States[J]. Thyroid，2013，23（4）：520-521.

[16] TAYLOR P N，OKOSIEME O E，DAYAN C M，et al. Therapy of endocrine disease：impact of iodine supplementation in mild-to-moderate iodine deficiency：systematic review[J]. Eur J Endocrinol，2013，170（1）：R1-R15.

[17] BATH S C，STEER C D，GOLDING J，et al. Effect of inadequate iodine status in UK pregnant women on cognitive outcomes in their children：results from the Avon Longitudinal Study of Parents and Children（ALSPAC）[J]. Lancet，2013，382（9889）：331-337.

[18] GAENGLER S，ANDRIANOU X D，PICIU A，et al. Iodine status and thyroid nodules in females：a comparison of Cyprus and Romania[J]. Public Health，2017，143：37-43.

[19] LI C，SHAN Z，MAO J，et al. Assessment of thyroid function during first-trimester pregnancy：what is the rational upper limit of serum TSH during the first trimester in Chinese pregnant women? [J]. J Clin Endocrinol Metab，2014，99（1）：73-79.

[20] KOREVAAR T I，SCHALEKAMP-TIMMERMANS S，DE RIJKE Y B，et al. Hypothyroxinemia and TPO antibody positivity are risk factors for prema ture delivery：the generation R study[J]. J Clin Endocrinol Metab，2013，98（11）：4382-4390.

[21] MEDICI M，KOREVAAR T I，VISSER W E，et al. Thyroid function in pregnancy：what is normal? [J]. Clin Chem，2015，61（5）：704-713.

[22] UNUANE D，VELKENIERS B，ANCKAERT E，et al. Thyroglobulin autoantibodies：is there any added value in the detection of thyroid auto immunity in women consulting for fertility treatment? [J]. Thyroid，2013，23（8）：1022-1028.

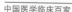
病例 14　妊娠合并乙肝母婴传播

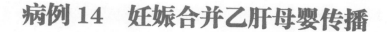

病历摘要

【基本信息】

患者，女，28 岁，因"停经 9 月余，合并乙肝表面抗原阳性"入院。平素月经规律，7/（30 ～ 35）天，末次月经是2015 年 7 月 29 日，预产期是 2016 年 5 月 6 日，停经 30 余天自测尿妊娠阳性，孕期于我院建档，定期产检，早孕反应不明显，孕早期无发热、皮疹、阴道出血及不良理化因素接触史。患者孕早期筛查 HBV-M 1、HBV-M 3、HBV-M 5 阳性，HBV-DNA 2.34×10^6 IU/mL，孕 18 周查肝功能：ALT 307.4 U/L，AST 181.9 U/L，TBIL、ALB、CHE、TBA、PTA 在正常检测值范围。孕 18^{+2} 周开始行替诺福韦抗病毒治疗，孕 25 周复查 HBV-DNA 23.1 IU/mL，ALT 15.4 U/L，AST 20.1 U/L。孕晚期无头痛、眼花、血压升高及双下肢水肿。现孕 38^{+6} 周，无阴道流血、流液。

既往史：G2P1，2010 年剖宫产一男活婴，无高血压、糖尿病等慢性病病史，无外伤及输血史，否认药物过敏。

【体格检查】

一般状况好，阴道检查：宫颈中位、质中、未消，宫口未开，胎先露 S-2，胎膜未破。

89

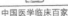

【诊断】

①G2P1，G38^{+6}W，LOA，瘢痕子宫；②中度慢性乙型病毒性肝炎。

诊断分析：患者 G2P1，既往剖宫产 1 次，平素月经规律，有明确停经史，如期自感胎动。查体下腹部可见手术瘢痕，B 超提示单活胎，头位。因不规律下腹痛半天入院。患者孕早期筛查 HBV-M 1、HBV-M 3、HBV-M 5 阳性，HBV-DNA 2.34×10^6 IU/mL。孕 18 周查肝功能：ALT 307.4 U/L，AST 181.9 U/L，TBIL、ALB、CHE、TBA、PTA 在正常检测值范围。孕 18^{+2} 周开始行替诺福韦抗病毒治疗，孕 25 周复查 HBV-DNA 23.1 IU/mL，故中度慢性乙肝诊断成立。

【诊疗经过】

患者入院后监测胎心正常，拒绝阴道试产，计划分娩，因"瘢痕子宫"在腰硬联合麻醉下行子宫下段剖宫产术＋瘢痕切除术，术中探查见胎头深入，子宫下段前次切口处愈合欠佳，薄弱，取前次手术切口上方 2 cm 为子宫切口，以 LOA 娩出一女活婴，娩出过程顺利，新生儿出生后无窒息，胎盘、胎膜自然娩出完整。子宫切口正中垂直向下延裂 2 cm，无血肿，修补子宫切口，子宫收缩欠佳，给予卡贝缩宫素 100 μg 入壶后子宫收缩好。术中探查子宫及双侧附件未见明显异常，手术过程顺利。术后预防感染，促进子宫复旧治疗。

患者出院后体温正常，产后 6 周复查子宫复旧好。嘱患者产后母乳喂养。新生儿出生时，乙肝五项（微粒、发光法）（2016-5-1）：HBsAg 阴性，HBeAg 阳性，HBeAb 阴性。荧

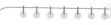

光定量乙肝病毒脱氧核糖核酸（2016-5-3）＜ 100 IU/mL。

病例分析

乙肝病毒的母婴阻断，包括筛查、评估、孕期管理、分娩期处理、高病毒载量患者抗病毒治疗、婴儿主被动免疫、婴儿喂养方式、产后随诊等多个环节（图 14-1）。

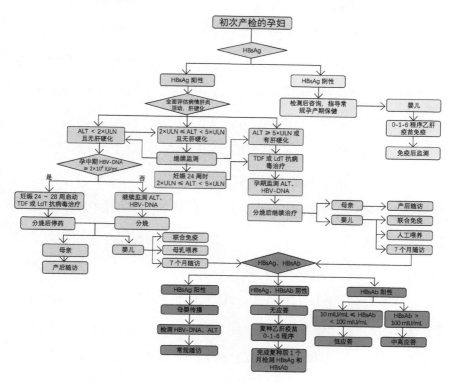

图 14-1　乙肝病毒的母婴阻断

1. 筛查

所有在门诊初次产检的孕妇，按要求筛查乙型肝炎、梅毒和艾滋病，其中乙型肝炎病毒血清标志物包括 HBsAg、

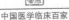

HBsAb、HBeAg、HBeAb 和 HBcAb；若 HBsAg 阴性，提供检测结果咨询，并指导常规孕期保健；若 HBsAg 阳性，需继续评估乙肝相关病情。

2. 评估

对于 HBsAg 阳性的孕妇，需进一步检测 HBV-DNA 水平、肝功能生化指标和上腹部超声。

（1）若 HBV-DNA 阳性，排除其他相关因素后，出现 ALT 显著异常，$\geq 5 \times$ 正常值上限（ULN），或诊断为肝硬化者，在充分沟通和知情同意的情况下，经感染科医生或肝病科医生评估后，建议给予替诺福韦（tenofovir disoproxil fumarate，TDF）或替比夫定（telbivudine，LdT）进行抗病毒治疗。

（2）若 HBV-DNA 阳性，$2 \times ULN \leq ALT < 5 \times ULN$ 时可继续观察，如果观察期间 $ALT \geq 5 \times ULN$，则按 2（1）处理；如果 $ALT < 2 \times ULN$，则按 2（3）处理；如果随访至妊娠 24 周，$2 \times ULN \leq ALT < 5 \times ULN$，在充分沟通和知情同意的情况下，给予 TDF 或 LdT 进行抗病毒治疗。

（3）若 HBV-DNA 阳性，ALT 正常或仅轻度异常（$ALT < 2 \times ULN$）、无肝硬化表现，建议暂不处理，继续随访观察。在随访期间，如果出现 ALT 持续升高（$ALT \geq 2 \times ULN$），则根据 ALT 水平按 2（1）或 2（2）处理，注意加查 TBIL 和 PTA。

3. 妊娠期管理

肝功能正常或轻度异常的未服用抗病毒药物的孕妇，在妊娠中期检测 HBV-DNA 水平（推荐用高灵敏试剂检测），根据

HBV-DNA 水平，决定是否需要进行抗病毒治疗，以阻断母婴传播。

（1）若孕妇 HBV-DNA $\geq 2 \times 10^6$ IU/mL，在充分沟通和知情同意的情况下，可于妊娠 24～28 周给予 TDF 或 LdT 进行抗病毒治疗。分娩前应复查 HBV-DNA，以了解抗病毒治疗效果及母婴传播的风险。

（2）若孕妇 HBV-DNA $< 2 \times 10^6$ IU/mL，则不予干预，继续观察。

4. 分娩管理

（1）分娩方式：分娩方式与母婴传播风险没有确切关系，根据产科指征决定分娩方式。

（2）新生儿处理：新生儿出生后立即移至复苏台，离开母血污染的环境；彻底清除体表的血液、黏液和羊水；处理脐带前，需再次擦净脐带表面血液等污染物，按操作规程安全断脐。

5. 停药时机

以阻断母婴传播为目的而服用抗病毒药物的孕妇，产后即可停药；以治疗乙型肝炎为目的而服用抗病毒药物的孕妇，产后不建议停药，停药标准及时机可参照《慢性乙型肝炎防治指南》（2015 更新版）中的相关内容。

6. 婴儿主被动免疫

（1）出生 12 小时内，在大腿前部外侧肌肉或上臂三角肌内注射乙型肝炎免疫球蛋白 100 IU。

（2）同时在另一侧大腿前部外侧肌肉或上臂三角肌内注射

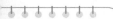 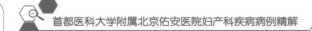

重组酵母乙型肝炎疫苗 10 μg/0.5 mL，在婴儿 1 月龄和 6 月龄时分别注射第 2 针和第 3 针乙型肝炎疫苗（各 10 μg/0.5 mL）。

（3）若婴儿第 2 针乙型肝炎疫苗延迟时间在 3 个月以内，则尽快补打第 2 针，第 3 针仍在 6 月龄时注射；若超过 3 个月，应尽快接种第 2 针疫苗，至少间隔 2 个月后可接种第 3 针。

（4）低体重儿（< 2000 g）或早产儿的免疫接种：低体重儿（< 2000 g）或早产儿于出生 12 小时内接种乙型肝炎免疫球蛋白 100 IU+ 重组酵母乙型肝炎疫苗 10 μg/0.5 mL，并于 1 月龄、2 月龄和 7 月龄各注射 1 针乙型肝炎疫苗 10 μg/0.5 mL；如母亲 HBsAg 不详，则按母亲 HBsAg 阳性处理，即于出生 12 小时内接种乙型肝炎免疫球蛋白 100 IU+ 乙型肝炎疫苗 10 μg/0.5 mL，同时尽快检测母亲 HBsAg，如母亲 HBsAg 阳性，婴儿于 1 月龄、2 月龄和 7 月龄各注射 1 针乙型肝炎疫苗 10 μg/0.5 mL；如母亲 HBsAg 阴性，出院时或 1 月龄时接种乙型肝炎疫苗 10 μg/0.5 mL，并在 2 月龄和 7 月龄各注射 1 针乙型肝炎疫苗 10 μg/0.5 mL。注意在完成 3 针乙型肝炎疫苗注射后 1 个月，检测 HBsAg 和 HBsAb，了解免疫应答和 HBV 母婴阻断情况。

7. 母乳喂养

（1）母亲未服用抗病毒药物者，新生儿接受规范的联合免疫之后，可以进行母乳喂养；如母乳喂养期间母亲出现乙型肝炎活动，可参照《慢性乙型肝炎防治指南》（2015 更新版）中慢性乙型肝炎患者管理办法处理。

（2）以阻断母婴传播为目的而服用抗病毒药物的孕妇，分娩后停药，可以母乳喂养。

（3）以治疗乙型肝炎为目的而服用抗病毒药物的孕妇，分娩后继续用药，由于乳汁中存在少量的抗病毒药物对婴儿的安全性尚不清楚，目前不建议母乳喂养。但有研究表明，TDF 在乳汁中药物含量少、毒性有限。

8. 母亲产后随访

（1）产后继续服用抗病毒药物者，按慢性乙型肝炎患者的随访方案进行随访，每 3 个月复查肝功能、HBV-DNA；每 6 个月复查乙型肝炎血清标志物、甲胎蛋白、上腹部超声和肝脏瞬时弹性成像检查。

（2）产后停药者及未服用抗病毒药物者，产后 6～8 周复查肝功能、HBV-DNA。如果肝功能正常，以后每 3～6 个月复查肝功能、HBV-DNA。如果肝功能异常，可参照《慢性乙型肝炎防治指南》（2015 更新版）中慢性乙型肝炎患者管理办法处理。

9. 婴儿随访

婴儿完成乙型肝炎全程免疫接种 1 个月后，抽静脉血查 HBsAg 和 HBsAb，如 HBsAg 阳性，加查 HBV-DNA 和肝功能。

10. 婴儿乙型肝炎免疫接种效果评价

婴儿完成乙型肝炎全程免疫接种 1 个月后随访如下。

（1）免疫接种失败，发生母婴传播：HBsAg 阳性，伴或不伴 HBeAg 阳性，以后按乙型肝炎病毒感染者进行随访。

（2）免疫接种无应答：HBsAg 和 HBsAb 均为阴性，无论 HBeAb 及 HBcAb 阳性与否，建议检查 HBV-DNA，如果

HBV-DNA 为阴性，则使用重组酵母乙型肝炎疫苗 10 μg/0.5 mL，重复 0–1–6 程序，完成复种后 1 个月，检测 HBsAg 和 HBsAb，了解免疫应答和乙型肝炎病毒感染情况。

（3）免疫接种成功：如果 HBsAg 阴性，同时 HBsAb 阳性表明免疫接种成功。如果 10 mIU/mL ≤ HBsAb < 100 mIU/mL，为低应答；如果 HBsAb ≥ 100 mIU/mL，为中强应答。

📋 病例点评

对于有生育要求的慢性乙型肝炎患者，若有治疗适应证，应尽量在孕前应用干扰素或核苷（酸）类似物治疗，以期在孕前 6 个月完成治疗。在治疗期间应采取可靠避孕措施。妊娠期间乙型肝炎发作患者，ALT 轻度升高可密切观察，肝脏病变较重者，在与患者充分沟通并权衡利弊后，可以使用 TDF 或 LdT 抗病毒治疗。对于抗病毒治疗期间意外妊娠的患者，若应用干扰素 -α 治疗，建议终止妊娠；若应用的是妊娠 B 级药物（LDT 或 TDF）或拉米夫定（lamivudine，LAM），治疗可继续；若应用的是恩替卡韦和阿德福韦，需换用 TDF 或 LdT 继续治疗，可以继续妊娠。为进一步减少 HBV 母婴传播，免疫耐受期妊娠中后期 HBV-DNA > 2×10^6 IU/mL 者，在充分沟通和知情同意基础上，可于妊娠第 24 ～ 28 周开始给予 TDF、LdT 或 LAM。可于产后停药，并加强随访和监测。产后停药可以母乳喂养。

（王　明　庞秋梅）

参考文献

[1] 中国肝炎防治基金会，中华医学会感染病学分会，中华医学会肝病学分会．阻断乙型肝炎病毒母婴传播临床管理流程（2021 年）[J]．临床肝胆病杂志，2021，37（3）：527-531．

病例 15 妊娠合并梅毒母婴阻断

病历摘要

【基本信息】

患者，女，38 岁，因"停经 9 月余，梅毒抗体阳性 2 年余，下腹痛 2 小时"前来就诊。平素月经规律，末次月经是 2016 年 9 月 23 日，预产期是 2017 年 7 月 13 日。停经 30 余天自测尿妊娠阳性，孕 6 周出现早孕反应，伴恶心，无呕吐。孕早期无发热、皮疹、阴道出血及不良理化因素接触史。孕期于我院建档，定期产检，因梅毒抗体阳性，查 RPR 1：16，分别于停经 3 个月、7 个月给予苄星青霉素 240 万 U 肌内注射治疗 3 次，孕晚期复查 RPR 1：4。孕 4 个月自感胎动活跃至今，孕期行无创基因 DNA 筛查提示低风险，孕中期行 B 超筛畸未见异常，孕晚期行 OGTT 提示阴性。孕晚期血压、胎心正常，无头晕、视物模糊、双下肢水肿、蛋白尿等，现停经 9 月余，2 小时前自觉下腹部不规律疼痛，无阴道流血及流液，门诊收入院。

既往史：患者于 2 年前发现潜伏梅毒，孕期给予青霉素治疗 2 个疗程。否认高血压、糖尿病、心脏病及其他慢性病病史，2 年前行剖宫产手术，否认其他手术、外伤及输血史，否认药物过敏史。

【体格检查】

一般状况好，腹膨隆，下腹部可见直径约 10 cm 横行瘢痕，宫高 36 cm，腹围 101 cm，胎位 LOA，胎心 145 次 / 分，宫缩不规律，先露头，浅入盆，胎儿估重 3400 g，骨盆出口外测量出口 8 cm，阴道检查：宫颈中位、质中、未消，宫口未开，S-3。

【辅助检查】

梅毒血清特异性抗体测定阳性（2016-12-15），快速梅毒血清反应素试验 1∶16（2016-12-15），快速梅毒血清反应素试验 1∶4（2017-4-28），快速梅毒血清反应素试验 1∶4（2017-6-16）；B 超：单活胎，头位。

【诊断】

① G2P1，G37^{+2}W，LOA，瘢痕子宫；②潜伏梅毒。

诊断分析：患者 G2P1，既往剖宫产 1 次，平素月经规律，有明确停经史，如期自感胎动。查体下腹部可见手术瘢痕，B 超提示单活胎，头位，因不规律下腹痛半天入院。患者于 2 年前发现潜伏梅毒，孕期给予青霉素治疗 2 个疗程，现未见明显皮疹，考虑诊断成立。

【诊疗经过】

患者入院后监测胎心正常，宫缩不规律，拒绝阴道试产，因"瘢痕子宫"在腰硬联合麻醉下行子宫下段剖宫产术，以 LOA 娩出一男活婴，出生后无窒息，体重 3780 g，胎盘、胎膜自然娩出完整。探查宫腔无异常，宫缩好。洗手探查子宫及双侧附件无异常。术后给予预防感染、促子宫复旧及补液等治疗。术后第 1 天寒战、发热，体温升至 40 ℃，C- 反应蛋白 40 mg/L，白细胞计数（2017-6-25）23.88×10^9/L，中性粒细胞百分率 94.6%，考虑血流感染，血培养提示：大肠埃希菌，给予升级抗生素头孢曲松钠抗感染治疗 3 天后体温及血常规正常，准予出院。新生儿梅毒血清特异性抗体检测阳性，快速梅毒血清学试验阴性。进一步行梅毒荧光抗体吸附试验（确证试验）：梅毒荧光抗体 IgG 阳性，梅毒荧光抗体 IgM 阴性。

出院后体温正常，产后 6 周复查子宫复旧好。嘱患者产后母乳喂养。

病例分析

妊娠合并梅毒的孕期管理，需要兼顾梅毒的治疗和梅毒母婴垂直传播的阻断两个方面。

1. 梅毒的病程和分期

梅毒螺旋体侵入人体后，经过 2～4 周潜伏期，在侵入部位发生炎症反应，形成硬下疳，称为一期梅毒。出现硬下疳后，梅毒螺旋体由硬下疳附近的淋巴结进入血液扩散到全身。经过 6～8 周，几乎所有的组织及器官均受侵，称为二期梅毒。二期梅毒的症状可不经治疗而自然消失，又进入潜伏状态，称为潜伏梅毒。当机体抵抗力降低时，可再次出现症状，称为二期复发梅毒，可以复发数次。根据病期可将梅毒分为早期梅毒与晚期梅毒。早期梅毒，病期在 2 年以内，包括：①一期梅毒（硬下疳）；②二期梅毒（全身皮疹）；③早期潜伏梅毒。晚期梅毒，病期在 2 年以上，包括：①皮肤、黏膜、骨、眼等梅毒；②心血管梅毒；③神经梅毒；④内脏梅毒；⑤晚期潜伏梅毒。

2. 梅毒的诊断

对所有孕妇在怀孕后首次产科检查时做梅毒血清学筛查，最好在怀孕 3 个月内开始首次产科检查。对梅毒高发地区孕妇或梅毒高危孕妇，在妊娠末 3 个月及临产前再次筛查。一期梅毒可直接从病灶皮肤黏膜损伤处取渗出物，暗视野显微镜下如见活动的梅毒螺旋体即可确诊。各期梅毒均可通过血清学和脑脊液检查诊断。妊娠合并梅毒以潜伏梅毒多见，强调血清学筛查。

诊断梅毒的实验室检查方法如下。

（1）暗视野显微镜检查：早期梅毒从皮肤黏膜损伤处取渗出物可查到活动的梅毒螺旋体。

（2）血清学检查：非螺旋体试验包括快速血浆反应素试验、性病研究实验室试验；螺旋体试验包括螺旋体明胶凝集试验、荧光螺旋体抗体吸附试验。非螺旋体试验或螺旋体试验可相互确诊。非螺旋体试验用心磷脂做抗原，检查血清中抗心磷脂抗体。如上述试验阳性，还可做定量试验，用于疗效判断。但当患者有自身免疫性疾病、近期有发热性疾病、妊娠或药瘾时可出现假阳性反应，进一步确诊需做螺旋体试验。螺旋体试验的抗原为梅毒螺旋体本身，以检查血清中梅毒螺旋体特异性抗体。螺旋体试验检测梅毒螺旋体 IgG 抗体，感染梅毒后该抗体将终身阳性，故不能用于疗效、复发或再感染的判定。

（3）脑脊液检查：包括脑脊液非螺旋体试验、细胞计数及蛋白测定等。需要脑脊液检查除外神经梅毒的情况包括：神经系统或眼部症状和体征；治疗失败；HIV 感染；非螺旋体试验

抗体效价≥ 1∶32（明确病期 1 年内者除外）；非青霉素治疗
（明确病期 1 年内者除外）。

3. 梅毒的治疗

妊娠合并梅毒的治疗原则为及早和规范治疗。首选青霉素
治疗有双重目的，一方面治疗孕妇梅毒；另一方面预防或减少
婴儿患先天性梅毒。在妊娠早期治疗有可能避免胎儿感染，在
妊娠中晚期治疗可能使受感染胎儿在分娩前治愈。如孕妇梅毒
血清学检查阳性，又不能排除梅毒时，尽管曾接受过抗梅毒治
疗，为保护胎儿，应再次接受抗梅毒治疗。梅毒患者妊娠时，
如果已经接受正规治疗和随访，则无须再治疗。如果对上次治
疗和随诊有疑问，或此次检查发现有梅毒活动征象，应再接受
一个疗程的治疗。妊娠合并梅毒不同病期的治疗与非妊娠期梅
毒治疗相似。

（1）一期梅毒、二期梅毒、病程不到 1 年的潜伏梅毒：苄
星青霉素 240 万 U，肌内注射，每周 1 次，连续 2 周；或普鲁
卡因青霉素 80 万 U，肌内注射，每日 1 次，连续 10 ～ 14 天。

（2）病程超过 1 年或病程不清楚的潜伏梅毒、梅毒瘤树
胶肿及心血管梅毒：苄星青霉素 240 万 U，肌内注射，每周
1 次，连续 3 周（共 720 万 U）；或普鲁卡因青霉素 80 万 U，
肌内注射，每日 1 次，连续 10 ～ 14 天。

4. 新生儿感染的诊治

（1）一期梅毒可直接从病灶皮肤黏膜损伤处取渗出物，
暗视野检查螺旋体试验抗体滴度下降情况；该抗体滴度通常至
6 月龄时消失。不应选用螺旋体试验诊断婴儿是否感染，因为

若婴儿已感染，尽管经过有效治疗，该类试验仍可为阳性。

（2）已经证实脑脊液细胞计数增高的婴儿，应每6个月复查脑脊液1次，直至脑脊液细胞计数正常为止。如果2年后细胞计数仍不正常，或每次复查无下降趋势者，则该婴儿应给予重复治疗，亦应6个月检查脑脊液1次，若仍脑脊液非螺旋体试验阳性，应给予重复治疗。

（3）若治疗曾中断1天以上，则整个疗程必须重新开始。所有有症状的梅毒患儿，均应进行眼科检查。凡需做检测评估的婴儿，经评估后未发现任何有治疗指征者，则属于先天性梅毒低危对象。若其母亲在妊娠期接受红霉素治疗，或不能确保密切随访，则婴儿给予苄星青霉素5万U/kg单次肌内注射进行预防性治疗。

（4）新生儿期以后，发现患儿梅毒，均应做脑脊液检查，排除先天性梅毒。如考虑先天性梅毒或病变累及神经系统，可以应用水剂青霉素5万U/kg，静脉注射，每4～6小时1次，连用10～14天。年龄较大儿童，确定为获得性梅毒且神经系统检查正常者，应用苄星青霉素5万U/kg，单剂（最大剂量240万U）肌内注射治疗。有青霉素过敏史儿童，应做皮肤试验，必要时脱敏。治疗后随诊同前述。

病例点评

梅毒对孕妇和胎儿均造成严重危害，梅毒螺旋体可以通过胎盘感染胎儿。自妊娠2周起梅毒螺旋体即可感染胎儿，引起流产。妊娠16～20周后梅毒螺旋体可通过感染胎盘播散到胎儿所有器官，引起死胎、死产或早产。梅毒如未经治疗，可导致胎儿自然流产或死产（17%～46%）、早产或低出生体重（25%）、新生儿死亡（12%～35%）或婴儿感染（21%～33%），不良围产结局发生率为36%～81%。导致不良围产结局的因素包括：早期梅毒（特别是二期梅毒）、非螺旋体试验抗体高滴度（如快速血浆反应素试验或性病研究实验室试验滴度≥1∶16）和孕早期未及时诊治（如治疗后30天内分娩）。在国外研究中，对妊娠合并梅毒规范治疗，二期梅毒治疗后可预防94%新生儿患先天性梅毒，一期梅毒和晚期潜伏梅毒治疗后可预防新生儿患先天性梅毒，如在妊娠20周内治疗，则可预防99%新生儿患先天性梅毒。在国内研究中，通过及时诊断和治疗妊娠合并梅毒，99%孕妇可获得健康婴儿。

（王　明　庞秋梅）

参考文献

[1]　中华医学会妇产科学分会感染性疾病协作组，樊尚荣.妊娠合并梅毒的诊断和处理专家共识[J].中华妇产科杂志，2012，47（2）：158-160.

[2]　中国疾病预防控制中心性病控制中心，中华医学会皮肤性病学分会性病学分会性病学组，中国医师协会皮肤科医师分会亚专业委员会.梅毒、淋病和生殖道沙眼衣原体感染诊疗指南（2020年）[J].中华皮肤科杂志，2020，53（3）：168-179.

笔记

病例 16　妊娠合并艾滋病母婴阻断

病历摘要

【基本信息】

患者，女，26 岁，因"停经 9 月余，HIV 抗体阳性 8 月余，下腹痛半天"前来就诊。患者平素月经规律，末次月经是 2016 年 2 月 12 日，预产期是 2016 年 11 月 19 日。停经 30 余天自测尿妊娠阳性，孕期于我院建档，定期产检，早孕反应不明显，孕早期无发热、皮疹、阴道出血及不良理化因素接触史，患者孕早期筛查 HIV 抗体阳性，CD4$^+$T 淋巴细胞：406.0/μL，HIV 病毒载量 685 copies/mL，无耐药序列扩增，给予洛匹那韦利托那韦片、拉米夫定、替诺福韦抗病毒治疗，孕晚期复查 HIV 病毒载量未检测到，孕期行无创基因 DNA 筛查提示低风险，孕中期行 B 超筛畸未见异常，孕晚期行 OGTT 提示阴性。孕晚期血压、胎心正常，无头晕、视物模糊、双下肢水肿、蛋白尿等，现孕 37^{+6} 周，因不规律下腹痛半天入院。

既往史：患者否认既往 HIV 患者密切接触及其他不良嗜好，否认高血压、糖尿病、心脏病及其他慢性病病史，否认手术、外伤及输血史，否认药物过敏史。

【体格检查】

一般状况可。产科检查：宫高 34 cm，腹围 97 cm，胎位 LOA，宫缩不规律，胎心 140 次 / 分，骨盆中下段径线正常，胎先露 S-2，宫颈半消、质软、未开，胎膜存。

【辅助检查】

HIV 抗体（2016-4-26，我院）阳性；HIV 病毒载量（2016-4-28，我院）：685 copies/mL。辅助性 T 细胞亚群（2016-4-25，我院）：淋巴细胞总数 1718/μL，T 淋巴细胞绝对数 1322.0/μL，T 淋巴细胞 / 淋巴细胞 76.95%，CD3$^+$ CD8$^+$T 淋巴细胞 845.0/μL，CD8$^+$T 淋巴细胞 / 淋巴细胞 49.15%，CD4$^+$T 淋巴细胞 406.0/μL，CD4$^+$T 淋巴细胞 / 淋巴细胞 23.62%，CD4$^+$T 细胞 /CD8$^+$T 细胞 0.48。DNA 序列测定（HIV）（2016-4-25，我院）无耐药序列突变及扩增。HIV 病毒载量（2016-9-30，我院）：未检测出。B 超：单活胎，头位。

【诊断】

① G1P0，G37^{+6}W，LOA，先兆临产；②获得性免疫缺陷综合征，无症状期。

诊断分析：患者为初产妇，平素月经规律，有明确停经史，如期自感胎动。B 超提示单活胎，头位，因不规律下腹痛半天入院。患者为孕早期筛查 HIV 抗体阳性，CD4$^+$T 淋巴细胞 406.0/μL，HIV 病毒载量 685 copies/mL，无其他相关并发症，故获得性免疫缺陷综合征诊断成立。

【诊疗经过】

患者入院后监测胎心正常，宫缩不规律，骨盆正常，胎儿中等大小，骨盆正常，可经阴道试产，患者合并获得性免疫缺陷综合征，孕期规范抗病毒治疗，现病毒量检测阴性，不影响分娩方式的选择，入院后产程进展顺利，自然分娩一女活婴，体重 2840 g，新生儿无窒息，胎盘及胎膜娩出完整，子宫收缩好，产后给予新生儿预防性治疗。嘱患者产后人工喂养，给予焦麦芽、芒硝回奶治疗，患者产后 6 周复查子宫复旧好，新生儿 HIV 抗体检测阴性。

病例分析

妊娠合并 HIV 的孕期管理，需要兼顾 HIV 的治疗和 HIV 母婴垂直传播的阻断两个方面，获得性免疫缺陷综合征的诊断及治疗指征参考感染科相关指南。预防艾滋病母婴传播应该综合考虑三个原则：①降低 HIV 母婴传播率；②提高婴儿健康水平和婴儿存活率；③关注母亲及新生儿的健康。

预防艾滋病母婴传播的有效措施为尽早服用抗反转录病毒药物 + 安全助产 + 产后喂养指导。

1. 抗反转录病毒药物干预

对于处于艾滋病临床 Ⅰ 期或 Ⅱ 期，免疫功能相对较好，$CD4^+T$ 淋巴细胞计数 > 350/mm³ 的艾滋病感染孕产妇，建议采用预防性抗病毒用药方案；对处于艾滋病临床 Ⅲ 期或 Ⅳ 期，$CD4^+T$ 淋巴细胞计数 ≤ 350/mm³ 的艾滋病感染孕产妇，建议采用治疗性抗病毒用药方案。所有感染 HIV 的孕妇不论其 $CD4^+T$ 淋巴细胞计数多少或临床分期如何，均应终身维持治疗。

（1）预防性应用抗病毒药物

1）母亲孕期和分娩时：从妊娠 14 周或 14 周后发现艾滋病感染后尽早开始服用。齐多夫定（zidovudine，AZT）300 mg

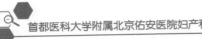

+ 拉米夫定（lamivudine，3-TC）150 mg + 洛匹那韦 / 利托那韦（lopinavir / ritonavir，LPV/RTV）400/100 mg，每天 2 次；或者 AZT 300 mg +3-TC 150 mg，每天 2 次，依非韦伦（efavirenz，EFV）600 mg，每天 1 次，直至分娩结束。分娩后：若选择人工喂养，产妇可在分娩结束后停止抗病毒药物的应用；若选择母乳喂养，产妇持续应用抗病毒药物至停止母乳喂养后 1 周。

2）婴儿应用抗病毒药物可以选择以下两种抗病毒药物方案中的任意一种。①奈韦拉平（nevirapine，NVP）方案：新生儿出生体重 ≥ 2500 g，服用 NVP 15 mg（即混悬液 1.5 mL），每天 1 次；2000 g ≤ 出生体重 < 2500 g，服用 NVP 10 mg（即混悬液 1.0 mL），每天 1 次；出生体重 < 2000 g，服用 NVP 2 mg/kg（即混悬液 0.2 mL/kg），每天 1 次，至出生后 4 ～ 6 周。② AZT 方案：新生儿出生体重 ≥ 2500 g，服用 AZT 15 mg（即混悬液 1.5 mL），每天 2 次；2000 g ≤ 出生体重 < 2500 g，服用 AZT 10 mg（即混悬液 1.0 mL），每天 2 次；出生体重 < 2000 g，服用 AZT 2 mg/kg（即混悬液 0.2 mL/kg），每天 2 次，至出生后 4 ～ 6 周。无论婴儿选择哪种抗病毒药物，都应在出生后尽早（6 ～ 12 小时）开始服用。

3）孕期没有接受 HIV 检测，临产时才发现艾滋病感染的孕产妇的抗病毒方案。①选择人工喂养的产妇：服用单剂量 NVP 200 mg、AZT 300 mg、3-TC 150 mg，每天 2 次，至分娩结束；产后继续服用 AZT 300 mg、3-TC 150 mg，每天 2 次，连续服用 7 天。其所分娩的婴儿：出生后尽早（6 ～ 12 小时）服用单剂量 NVP 2 mg/kg（即混悬液 0.2 mL/kg），同时服用 AZT 4 mg/kg（即混悬液 0.4 mL/kg），每天 2 次，至出生后 4 ～ 6 周。或出生后尽早（6 ～ 12 小时）服用 NVP，出生体重 ≥ 2500 g，服用 NVP 15 mg（即混悬液 1.5 mL），每天 1 次；2000 g ≤ 出生体重 < 2500 g，服用 NVP 10 mg（即混悬液 1.0 mL），每天 1 次；出生体重 < 2000 g，服用 NVP 2 mg/kg（即混悬液 0.2 mL/kg），每天 1 次，至出生后 4 ～ 6 周。②选择母乳喂养的产妇：可以应用以下两种抗病毒药物方案中的任意一种。第一种方案是产妇服用 AZT+3-TC+LPV/RTV 或 AZT+3-TC+EFV（用法及剂量同上），至停止母乳喂养后 1 周。婴儿出生后尽早（6 ～ 12 小时）服用 NVP，每天 1 次，至出生后 6 周（用量同前）。第二种方案是产妇服用单剂量 NVP 200 mg、AZT 300 mg、3-TC 150 mg，每天 2 次，至分娩结束；产后继续服用 AZT 300 mg、3-TC 150 mg，每天 2 次，连续服用 7 天。婴儿出生后尽早（6 ～ 12 小时）服用 NVP，每天 1 次，至母乳喂养停止后 1 周（对于产后才发现的感染产妇，产妇可暂不用抗病毒药物，婴儿采用此方案）。

（2）治疗性应用抗病毒药物

1）孕产妇治疗性应用抗病毒药物。孕产妇应尽早开始服用 AZT 300 mg、3-TC 150 mg，每天 2 次，EFV 600 mg，每天 1 次；或者 $CD4^+T$ 淋巴细胞计数 < 250/mm³ 可以选择尽早服用 AZT 300 mg + 3-TC 150 mg +NVP 200 mg，每天 2 次。

2）婴儿应用抗病毒药物。婴儿可以选择应用以下两种抗病毒药物方案中的任一种。①NVP 方案：新生儿出生体重 ≥ 2500 g，服用 NVP 15 mg（即混悬液 1.5 mL），每天 1 次；

2000 g ≤ 出生体重 < 2500 g，服用 NVP 10 mg（即混悬液 1.0 mL），每天 1 次；出生体重 < 2000 g，服用 NVP 2 mg/kg（即混悬液 0.2 mL/kg），每天 1 次，至出生后 4 ～ 6 周。② AZT 方案：新生儿出生体重 2500 g，服用 AZT 15 mg（即混悬液 1.5 mL），每天 2 次；2000 g ≤ 出生体重 < 2500 g，服用 AZT 10 mg（即混悬液 1.0 mL），每天 2 次；出生体重 < 2000 g，服用 AZT 2 mg/kg（即混悬液 0.2 mL/kg），每天 2 次，至出生后 4 ～ 6 周。

无论婴儿选择哪种抗病毒药物，都应在出生后尽早（6 ～ 12 小时）开始服用。

2. 安全助产

尽量避免可能增加 HIV 母婴传播危险的会阴侧切、人工破膜、使用胎头吸引器或产钳助产、宫内胎儿头皮监测等损伤性操作，减少在分娩过程中 HIV 传播的概率。艾滋病毒感染不是选择剖宫产的指征。

3. 产后喂养指导

应当提倡 HIV 感染孕产妇人工喂养，避免母乳喂养，杜绝混合喂养。医务人员应当与 HIV 感染孕产妇及其家人就人工喂养的接受性、知识和技能、负担的费用、是否能持续获得足量且营养和安全的代乳品、及时接受医务人员综合指导和支持等条件进行评估。对于具备人工喂养条件者尽量提供人工喂养，并给予指导和支持；对于因不具备人工喂养条件而选择母乳喂养的感染产妇及其家人，要做好充分的咨询，指导其坚持正确的纯母乳喂养，且在整个哺乳期间必须坚持抗病毒治疗，喂养时间最好不超过 6 个月。同时，应为 HIV 感染孕产妇所生婴儿提供常规保健、生长发育监测、感染状况监测、预防营养不良指导、免疫接种、艾滋病检测服务（包括抗体检测和早期核酸检测）等服务。

病例点评

HIV 母婴传播是指感染 HIV 的孕产妇在妊娠、分娩或哺乳期将 HIV 传播给婴幼儿。随着妇女感染人数的增加，儿童通过母婴传播途径感染的比例也在增加，甚至达到所有传播途径的 90% 以上。母婴传播的预防应该从健康教育、产科干预、抗病毒药物应用、婴幼儿喂养等多个方面着手。孕期或临产发现感染、尚未接受抗病毒治疗的孕产妇，应即刻给予高效抗反转录病毒治疗：AZT 300 mg + 3-TC 150 mg + LPV/RTV 400/100 mg，每天 2 次；或者 AZT 300 mg+3-TC 150 mg，每天 2 次，EFV 600 mg，每天 1 次。但因妊娠前 13 周是胎儿器官形成阶段，这期间进行抗病毒治疗有可能引起胎儿畸形，故也有研究建议抗病毒应从妊娠 14 周开始。世界卫生组织预防母婴传播和婴儿喂养新指南中提出 HIV 感染不是剖宫产的指征。有研究显示，孕早期接受抗反转录病毒治疗，当产前 HIV 产妇病毒载量 < 1000 copies/mL 时，不再把 HIV 作为剖宫产的指征。关于剖宫产能否降低 HIV 母婴传播的风险，而未抗病毒且病毒载量高于 1000 copies/mL 时，临产前或胎膜早破之前行择期剖宫产术与其他分娩方式相比，围产儿的感染率明显降低，因为剖宫产可以避免婴儿在经阴道分娩时 HIV 阳性孕妇的阴道分泌

物进入到胎儿的眼睛、呼吸道等而发生感染。

新生儿出生后除常规用流动温水冲洗干净其身上羊水及血液外，HIV 阳性产妇所生婴儿应在出生后尽早（6～12 小时）开始服用抗病毒药物，其用药时间为：母亲孕期即开始用药者，婴儿应服药至出生后 4～6 周；母亲产时或者产后才开始用药者，婴儿应服药 6～12 周。母亲哺乳期未应用抗病毒药物，则婴儿持续应用抗病毒药物至母乳喂养停止后 1 周。可用药物为 NVP、AZT，这些药物均为国家免费提供。但因为新生儿的检测具有滞后性的客观存在，出生未诊断就一律尽早使用抗病毒药物，对新生儿生长发育的影响等，仍有待进一步研究。

（王　明　庞秋梅）

参考文献

[1] 中华医学会感染病学分会艾滋病丙型肝炎学组，中国疾病预防控制中心 . 中国艾滋病诊疗指南（2021 年版）[J]. 中华传染病杂志，2021，39（12）：715-735.

病例 17　妊娠合并丙型肝炎

病历摘要

【基本信息】

患者，女，38 岁，孕 35^{+1} 周，因"反复肝功能异常"入院。8 年前在体检时发现肝功能异常，检测血清抗丙型肝炎病毒抗体阳性，HCV-RNA 阳性，予以护肝治疗好转。随后反复出现肝功能异常和 HCV-RNA 阳性，护肝治疗可好转。有输血史，无药物过敏史及饮酒史。临床表现：食欲减退、恶心、呕吐、全身乏力。

【体格检查】

皮肤、巩膜无黄染，未见肝掌及蜘蛛痣，甲状腺无肿大，心、肺听诊未闻及异常，腹部平软，肝、脾肋下未触及，双下肢无水肿。

【辅助检查】

ALT 400 IU/L，AST 420 IU/L，HCV 抗体阳性，HCV-RNA 3.4×10^5 IU/mL；甲状腺球蛋白抗体、甲状腺微粒体抗体均阴性；TSH 1.4 m IU/L，FT_3 4.6 pmol/L，TT_3 2.3 nmol/L，TT_4 96 nmol/L；TBIL 20 μmol/L。HCV2a 基因型。自身抗体：抗核抗体、抗平滑肌抗体、抗线粒体抗体、抗肝肾微粒体抗体、抗肝细胞溶质抗体均阴性。肾功能正常，尿常规正常。腹部彩超提示慢性肝损伤，肝内多发稍强回声（血管瘤可能性大）。心

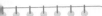

电图提示窦性心律和 T 波改变。

【诊断】

慢性丙型肝炎。

【鉴别诊断】

（1）妊娠剧吐：妊娠剧吐引起的肝损伤，均可表现为孕期的消化道症状，包括食欲减退、恶心、呕吐。实验室检查可出现血清胆红素和转氨酶升高。妊娠剧吐多见于年轻的初孕妇，一般停经 6 周左右出现恶心和呕吐，开始时为晨吐，病情发展后呕吐频繁并不再限于晨间，在孕 8 周左右达到高峰，病程一般仅限于早孕期。病毒性肝炎消化道症状可发生在妊娠的任何时间，食欲减退明显，恶心、呕吐相对较轻，伴有腹胀、肝区疼痛、乏力、畏寒、发热，部分患者尿色深黄，皮肤、巩膜黄染，孕早、中期可触及肿大的肝脏，肝区有叩击痛。肝炎病毒抗原抗体血清学标志物检查在病毒性肝炎中有阳性发现，单纯妊娠剧吐者无阳性病毒学检查发现。妊娠剧吐尿常规检查发现尿比重增加，尿酮体阳性，经治疗后迅速恢复正常。妊娠剧吐的临床表现为在补充足够的水分和营养物质，纠正电解质紊乱和酸碱平衡失调后即迅速好转，肝功能检查可完全恢复正常。

（2）妊娠高血压综合征：简称妊高征，以妊娠期全身小动脉痉挛为病理基础，可累及身体各个脏器。重度妊高征和先兆子痫常有恶心、呕吐等消化道症状。有肝功能损伤，表现为血清转氨酶、胆红素升高，并可出现肝大、肝区疼痛。HELLP 综合征者以溶血、肝酶升高及血小板减少为主要表现，尤其容易与病毒性肝炎混淆。妊高征发生在妊娠 20 周以后，患者血压升高（＞140/90 mmHg）伴有蛋白尿和不同程度的水肿，发展到先兆子痫时有明显头痛、眼花、视物模糊等表现。妊高征患者血液检查有血黏度增高和血液浓缩的表现，尿常规检查发现尿蛋白阳性并与疾病严重程度相关。妊高征孕妇眼底检查视网膜动静脉管径比值可由正常时的 2 : 3 变为 1 : 2、1 : 3，甚至 1 : 4，动脉反光增强，可有絮状物渗出，严重者视网膜水肿、出血。肝炎病毒抗原抗体血清学标志物检查在病毒性肝炎中有阳性发现，单纯妊高征者无阳性病毒学检查发现。

（3）妊娠期肝内胆汁淤积症（intrahepatic cholestasis of pregnancy，ICP）：少数 ICP 孕妇有恶心、呕吐等消化道症状，可有轻度黄疸，多发生在妊娠晚期，主要表现为皮肤瘙痒，以四肢为重，不伴有皮损。终止妊娠后症状即消失。实验室检查 ICP 患者特征性的变化是血清总胆酸升高，甘胆酸升高较鹅脱氧胆酸增高更多、更早；血清转氨酶表现为轻度、中度增高或不增高，总胆红素升高，一般不超过 8 mg/dL，呈阻塞性黄疸表现；血脂升高并与疾病严重程度相一致；肝炎病毒抗原抗体血清学标志物检查阴性。

（4）妊娠急性脂肪肝（acute fatty liver of pregnancy，AFLP）：AFLP 早期仅有恶心、呕吐、腹胀等消化道症状，可有肝区疼痛、黄疸。未及时治疗病情进展迅速，出现凝血功能障碍、血小板减少、低血糖，继续发展出现 DIC、意识障碍、肝昏迷等表现。血清转氨酶中重度升高，血清胆红素升高。肝脏缩小，与急性重型肝炎表现相似。

（5）妊娠期药物性肝损伤：孕妇容易发生药物性肝炎，表现为转氨酶升高和黄疸。药物性肝损伤患者均有用药史而无病毒性肝炎接触史，妊娠期易引起肝损伤的药物有氯丙嗪、巴比妥类镇静药、三氯乙烯、氟烷等麻醉药及红霉素、四环素、异烟肼、利福平等。用药后很快出现黄疸和肝损伤，常伴有皮疹、皮肤瘙痒、蛋白尿、关节酸痛、嗜酸性粒细胞增多等过敏表现，消化道症状较轻，转氨酶轻度升高，停药后多可恢复正常，肝炎病毒抗原抗体血清学标志物检查阴性。

【诊疗经过】

（1）妊娠期病毒性肝炎处理原则与非孕期相同。注意休息，加强营养，高维生素、高蛋白、足量糖类、低脂肪饮食。应用中西药物，积极进行保肝治疗。避免应用可能损伤肝的药物（镇静药、麻醉药、雌激素）。注意预防感染，产时严格消毒，并用广谱抗生素，以防内源性感染诱发肝昏迷。

（2）妊娠早期患急性肝炎，应积极治疗，待病情好转行人工流产。妊娠中、晚期给予维生素 C、维生素 K，并积极治疗妊高征，若经治疗病情继续进展，应考虑终止妊娠。分娩前准备好新鲜血液，宫口开全后可行胎头吸引术助产，以缩短第二产程，防止产道损伤和胎盘残留。胎肩娩出后立即静脉注射缩宫素以减少产后出血。

婴儿出生后 1 个月及 6 个月后两次检查 HCV 抗体及 HCV-RNA 阴性。

病例分析

妊娠时肝炎的症状和体征与非孕患者一样，只是病势比非孕者重，并发肝功能衰竭概率增高。妊娠晚期患病时，早产及围产病死率明显增高。病毒可以通过胎盘感染胎儿，也可以在分娩时接触母血、羊水及生产后接触、母乳喂养等途径使婴儿受感染。造成母婴传播的主要途径为宫内感染和产时感染两种。宫内感染的主要原因是侵入性胎儿检查（如羊膜穿刺），而产时感染主要与分娩时间过长导致胎盘不完整或在分娩过程中通过血液和被母体血液污染的羊水感染，所以，控制妊娠合并丙型肝炎患者的病情对于妊娠结局非常重要。

病例点评

原则上丙肝患者，不宜妊娠。已经怀孕不能终止者，需与内科配合处理。加强高危门诊咨询指导，保证休息、加强营养、配合保肝措施、预防体力消耗及产后出血。医院应设有隔离待产室及分娩室，主动热情护理肝炎孕妇，消除其孤独和自卑心理，促进产程正常进展。无特殊情况选择阴道分娩方式为宜，严密观察产程进展，监护胎心变化，产时严格消毒，使用对肝脏损伤小的抗生素，预防产道及肠道中细菌扩散。有出血倾向者，静脉给予维生素 K、氨甲苯酸等，必要时输新鲜血。减少孕妇体力消耗，尽量缩短第二产程，及时使用宫缩剂，减少产后出血。分娩过程所用物品应严格消毒，并按肝炎患者的隔离要求进行隔离处理。

（张 冲 孟 君）

参考文献

[1] GARCIA-TEJEDOR A，MAIQUES-MONTESINOS V，DIAGO-ALMELA V J，et al. Risk factors for vertical transmission of hepatitis C virus：a single center

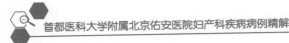
experience with 710 HCV-infected mothers[J]. Eur J Obstet Gynecol Reprod Biol，2015，194：173-177.

[2] WHITTAKER R，ECONOMOPOULOU A，DIAS J G，et al. Epidemiology of invasive haemophilus influenzae disease，Europe，2007-2014[J]. Emerg Infect Dis，2017，23（3）：396-404.

[3] MARTIN J A，HAMILTON B E，OSTERMAN M J，et al. Births：final data for 2015[J]. National Vital Stat Rep，2017，56（6）：1-103.

[4] MONTE A A，HEARD K J，HOPPE J A，et al. The accuracy of self-reported drug ingestion histories in emergency department patients[J]. J Clin Pharmacol，2015，55（1）：33-38.

[5] ISENHOUR C J，HARIRI S H，HALES C M，et al. Hepatitis C antibody testing in a commercially insured population，2005-2014[J]. Am J Prev Med，2017，52（5）：625-631.

[6] TOWERS C V，FORTNER K B. Infant follow-up postdelivery from a hepatitis C viral load positive mother[J]. J Matern Fetal Neonatal Med，2019，32（19）：3303-3305.

[7] CHAPPELL C A，HILLIER S L，CROWE D，et al. Hepatitis C virus screening among children exposed during pregnancy[J]. Pediatrics，2018，141（6）：e20173273.

[8] LY K N，HUGHES E M，JILES R B，et al. Rising mortality asso ciated with hepatitis C virus in the USA，2003-2013[J]. Clinl Infect Dis，2016，62（10）：1287-1288.

[9] EDLIN B R，ECKHARDT B J，SHU M A，et al. Toward a more accurate estimate of the prevalence of hepatitis C in the USA[J]. Hepatology，2015，62（5）：1353-1363.

[10] DENNISTON M M，JILES R B，DROBENIUC J，et al. Chronic hepatitis C virus infection in the USA，national health and nutrition examination survey 2003 to 2010[J]. Ann Internal Med，2014，160（5）：293-300.

[11] UDOMPAP P，MANNALITHARA A，HEO N Y，et al. Increasing prevalence of cirrhosis among U. S. adults aware or unaware of their chronic hepatitis C virus infection [J]. J Hepatol，2016，64（5）：1027-1032.

[12] LY K N，JILES R B，TESHALE E H，et al. Hepatitis C virus infection among reproductive-aged women and children in the USA，2006 to 2014[J]. Ann Int Med，2017，166（11）：775-782.

[13] KONERU A，NELSON N，HARIRI S，et al. Increased hepatitis C virus（HCV）detection in women of childbearing age and potential risk for vertical transmission - USA and Kentucky，2011-2014[J]. Morb Mortal Wkly Rep，2016，65（28）：705-710.

[14] PATRICK S W，BAUER A M，WARREN M D，et al. Hepatitis C virus infection among women giving birth - Tennessee and USA，2009-2014[J]. Morb Mortal Wkly Rep，2017，66（18）：470-473.

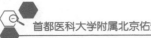
病例 18 妊娠合并子宫颈癌

病历摘要

【基本信息】

患者，女，27岁，因"停经8月余，阴道出血2月余"前来就诊。患者G2P1，5年前行宫产1次，既往月经规律，末次月经是2017年11月2日，预产期是2018年8月9日。停经30余天自测尿妊娠阳性，早孕反应不明显，孕早期无发热、皮疹、阴道出血及不良理化因素接触史。孕期未规范产检，孕早期未行唐氏筛查，HBV-M 1、HBV-M 3、HBV-M 5 阳性，未行抗病毒治疗，孕中期行B超筛畸未见异常，孕晚期行OGTT阴性。停经6月余，阴道间断少量出血，伴阴道分泌物增多，无腹痛及腰痛，无双下肢疼痛，患者孕前体重45 kg，现60 kg。于外院行人乳头瘤病毒（human papilloma virus，HPV）检查提示HPV-18阳性，液基薄层细胞检测提示血性标本，查体可见子宫颈表面菜花样生物，活检病理提示低分化恶性肿瘤。现孕33周，因乙肝表面抗原阳性，转我院进一步就诊。

【体格检查】

一般状况可，腹部膨隆，可见一长约10 cm手术瘢痕。宫高32 cm，腹围95 cm，胎位LOA，胎心140次/分。未及宫缩。估胎儿体重2000 g。内诊：子宫颈前唇可见直径约4 cm

菜花样肿物，完整暴露不满意，左侧阴道壁上 2/3 与左侧宫颈相连、穹隆质硬变浅，双侧宫旁组织未及明显异常，双侧宫旁组织近盆壁无法触及，触诊不满意。三合诊：直肠黏膜光滑，子宫颈与直肠前壁界限不清。

【辅助检查】

HPV-18 阳性，HBV-M 1、HBV-M 3、HBV-M 5 阳性，肝功能正常。B 超：单活胎，头位。

【诊断】

① G2P1，G33W，LOA，瘢痕子宫；②子宫颈低分化癌Ⅰ A2 期；③ HBV 携带。

诊断分析：患者 G2P1，5 年前行剖宫产 1 次，平素月经规律，有明确停经史，如期自感胎动。B 超：单活胎，头位。患者孕期阴道出血，行 HPV 检查提示 HPV-18 阳性。患者孕期查 HBV-M 1、HBV-M 3、HBV-M 5 阳性，肝功能正常，未行抗病毒治疗。

【诊疗经过】

患者入院后给予地塞米松促胎肺成熟，因"子宫颈癌"于 34 周在椎管内麻醉下行子宫下段剖宫产＋子宫颈癌根治术，术中以 LOA 娩出一女活婴，娩出过程顺利，新生儿出生后轻度窒息，胎盘、胎膜顺利完整娩出，探查子宫颈赘生物，直径约 4 cm，双侧宫旁组织未受累及，中转全麻行双侧输卵管切除术＋广泛性子宫切除术＋盆腔淋巴结切除术＋腹主动脉淋巴结取样术＋双卵巢悬吊术，手术过程顺利。术中出血 800 mL，给予悬浮红细胞 2 个单位输注。术后予抗感染、对症治疗。顺利拔出盆腔引流管及尿管。病理回报：子宫颈非角化型鳞状细胞癌，中分化，浸润至宫颈壁深肌层（＞1/2肌壁）；脉管内可见癌栓，子宫体、胎盘、输卵管、阴道断端、两侧宫旁未见癌；淋巴结可见转移（左闭孔淋巴结1/6，余未见转移）。因闭孔淋巴结阳性，产后转放疗科进一步行盆腔外照射。

病例分析

1. 妊娠期子宫颈癌的筛查

对于未规范参加子宫颈癌筛查，尤其是从来没有接受过筛查，恰好需要再次进行子宫颈癌筛查的女性，在孕前检查或第一次产前检查时应进行子宫颈癌筛查。筛查的方法同非妊娠期，主要采用以宫颈细胞学为主的筛查方法，在整个妊娠期行细胞学检查不会对母婴构成威胁。对于临床症状和体征不能除外子宫颈癌者，应直接转诊阴道镜或直接活检，根据病理学结果确诊。

妊娠期女性细胞学异常的管理（图18-1）同非妊娠期，对于细胞学检查结果为不能明确意义的不典型鳞状细胞（atypical squamous cells of uknown significance，ASC-US）、低度鳞状上皮内病变（low-grade squamous intraepithelial lesions，LSIL）、非典型鳞状上皮细胞不除外高度鳞状上皮内病变（atypical squamous cells cannot exclude HSIL，ASC-H）、高度鳞状上皮内病变（high-grade squamous intraepithelial lesions，HSIL）、非典型腺细胞（atypical glandular cells，AGC）、原位腺癌和癌的管

理见图 18-2。对于 ASC-US 患者，可以进行高危型 HPV 检测，阴性者延迟至产后复查，阳性者应转诊阴道镜检查；也可视情况直接转诊阴道镜。LSIL 患者转诊阴道镜检查。对于子宫颈细胞学为 ASC-US 或 LSIL，临床无可疑病史和体征，也可在产后 6 周再行子宫颈癌筛查。初次阴道镜检查评估为 LSIL 或组织学 LSIL（CIN1），建议产后复查。细胞学 ASC-H、HSIL 及以上、AGC 及以上均应转诊阴道镜检查。

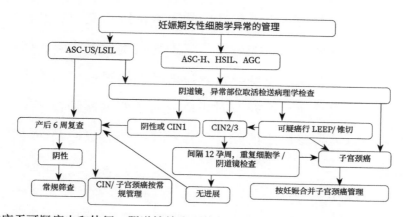

临床无可疑病史和体征，阴道镜检查可推迟至产后 6 周进行，人泡沫病毒检查阴性，可行阴道镜检查，无浸润癌改变，可以推迟至产后 6 周进行。

图 18-1　妊娠期女性细胞学异常的管理

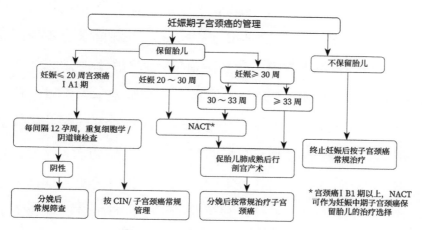

图 18-2　妊娠期子宫颈癌的管理

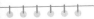
对于不能解释的非产科因素的阴道出血或者同房后出血、子宫颈肿物、肉眼可见外观异常、盆腔检查明显异常、可疑浸润癌，可以直接转诊阴道镜检查。整个妊娠期均可进行阴道镜检查，以妊娠早期或中期进行阴道镜检查较好。如果在妊娠早期阴道镜检查不能全面识别并评价转化区和病变者，可于妊娠20周后复查阴道镜。

妊娠期间进行阴道镜检查时应注意，患者应充分知情同意，并签署同意书，应由有经验的阴道镜医师完成。妊娠期禁止行子宫颈管搔刮术。如可疑子宫颈高级别病变或癌，建议在阴道镜指示下在高度可疑异常部位取活组织送病理学检查，取材后注意观察出血情况并及时止血。对于妊娠期筛查结果、阴道镜检查或病理诊断不能除外子宫颈浸润癌时，应及时转诊至上级医院。

2. 妊娠期子宫颈上皮内病变的管理

美国阴道镜和颈部病理学会及美国妇产科医师学会的指南推荐妊娠期的 HSIL 暂不需要治疗，直至产后 6～8 周复查。妊娠期组织学 LSIL（CIN1）或阴道镜下印象为 LSIL 未取活检者，建议产后 6 周复查；组织学 HSIL（CIN2/3），在排除子宫颈浸润性癌后，间隔 12 周复查细胞学和阴道镜，直至妊娠晚期和产后 6 周重新评估子宫颈细胞学及阴道镜。若为细胞学可疑浸润癌，或阴道镜下子宫颈局部病变有进展时，推荐重复活检。子宫颈电环切术 / 冷刀锥切术：妊娠期行子宫颈电环切术 / 冷刀锥切术的唯一指征是高度怀疑子宫颈浸润癌。其目的是明确诊断是否存在子宫颈癌，而不是对转化区的病变进行治疗，应该充分评价手术的必要性，并严格限定切除的范围。由于存在子宫颈出血、流产和早产的风险，术前应和患者及其家属充分沟通，取得知情同意，做好充分准备后实施手术。

3. 妊娠期合并子宫颈癌的管理

（1）宫颈癌的评估：对妊娠期确诊为子宫颈癌的患者，妊娠期子宫颈癌的诊断方法同非妊娠期。当组织病理学诊断为子宫颈癌时，应对子宫颈癌的恶性程度进行评估。① 组织学类型：通常妊娠期取子宫颈活检组织少，病理科应尽可能明确报告组织学类型。② 临床分期：根据妇科检查，进行宫颈癌国际妇产科联盟（2009）分期。③ 影像学检查（MRI）：MRI 检查有助于评估肿瘤大小、间质浸润、阴道及宫旁受侵程度，以及淋巴结转移情况。美国放射学会提出，到目前为止并未发现在妊娠期任何时间 MRI 暴露会对胎儿的发育产生影响。④ 肿瘤标志物，即鳞状细胞癌抗体检测等。对妊娠情况的评估：① 确诊子宫颈癌时的妊娠周数，妊娠早期（≤ 13 周）、妊娠中期 [（14 ～ 27）$^{+6}$ 周] 和妊娠晚期（＞ 28 周）。② 评估胎儿情况，主要是对中、晚期妊娠者全面评估胎儿的情况。当决定保留胎儿时，应对胎儿生长发育情况做全面评估。

（2）治疗原则：目前对妊娠各期子宫颈癌的治疗尚无成熟方案。

1）不考虑继续妊娠，与非妊娠期的处理相同。① 在妊娠期间，各期子宫颈癌均可根据患者及其家属的意愿，终止妊娠并治疗子宫颈癌。② 妊娠 20 周前发现 I A2 及以上的子宫颈癌，原则上建议进行终止妊娠手术及子宫颈癌常规手术。

③ 对需要保留生育功能的早期子宫颈癌患者，可以在终止妊娠后行保留生育功能的手术。

2）对选择继续妊娠保留胎儿的子宫颈癌患者，多采取个体化处理原则。2009 年及 2014 年国际妇科肿瘤学会和欧洲妇科肿瘤学会提出了关于保留胎儿的子宫颈癌治疗，对于 ⅠA2～ⅠB1、肿瘤直径＜ 2 cm、淋巴结阴性，可进行单纯的子宫颈切除术或大的锥切，不推荐在妊娠期间进行根治性子宫颈切除术；对于更高级别的子宫颈癌，新辅助化疗（neoadjuvant chemotherapy，NACT）是唯一可以保留胎儿至成熟的方案。结合我国现状，由于缺乏足够的技术和经验，建议对妊娠期行腹腔镜下淋巴切除及子宫颈切除术采取慎重态度。根据我国现有经验，妊娠期子宫颈癌的管理应首先考虑孕妇的安全，同时考虑到胎儿的伦理。

（3）治疗方式。

1）子宫颈癌ⅠA1 期：期待治疗，在妊娠期间严密监测管理，包括重复细胞学、阴道镜检查，如未发现肿瘤进展，可以推迟到产后治疗。由于此种方法存在子宫颈癌进展的风险，需要患者及其家属明确的知情同意。

2）妊娠 20～30 周ⅠB 期以上患者，可采用 NACT 2～3 个疗程后，促胎儿肺成熟。有文献报道，在妊娠中期进行 NACT，使患者得以完成妊娠，并到产后进行子宫颈癌的手术治疗或放化疗。妊娠期的 NACT 推荐以铂类为基础的化疗方案，报道较多的是顺铂（70～75 mg/m^2）＋紫杉醇（135～175 mg/m^2），每 3 周 1 次。目前采用的以铂类为主的化疗方案，未发现对新生儿造成损伤。

3）妊娠 30 周以上子宫颈癌患者，也可以进行 NACT，一般进行 1 个疗程，在化疗最后 1 个疗程到预计分娩时间，应有 3 周间隔，以避免化疗对母婴产生骨髓抑制（出血、感染及贫血）。欧洲肿瘤内科学会推荐，因妊娠 34 周后发生自发早产的可能性大，故不建议在妊娠 33 周后进行 NACT。

（4）分娩时机及方式：关于分娩时机，国际妇科肿瘤学会和欧洲妇科肿瘤学会关于妊娠合并子宫颈癌 2009 年共识认为，分娩应推迟至妊娠 35 周以后，2014 年共识认为分娩推迟至足月妊娠（≥ 37 周），但如孕妇状况恶化或需要放射治疗，可以尽早终止妊娠。关于分娩方式，对妊娠期子宫颈癌患者建议进行剖宫产，术中应仔细检查胎盘是否存在转移。

妊娠合并子宫颈癌患者在终止妊娠并治疗子宫颈癌后，均应按常规进行随访。

📋 病例点评

该患者因孕晚期阴道不规则出血确诊为子宫颈癌，确诊时已妊娠 33 周，胎儿可成活，患者及其家属有强烈保留胎儿的意愿，给予地塞米松促胎肺成熟后终止妊娠，分娩方式为剖宫产，因孕晚期子宫增大，妇科检查不能明确分期，术中探查提示子宫颈癌 I A2 期，术中同时行广泛子宫切除术 + 盆腔淋巴结切除术，因需要术后辅助放疗，患者较年轻，术中探查卵巢无转移，行双侧卵巢悬吊术。术后左闭孔淋巴结阳性，属于 sedlis 分类原则中的高危患者，术后转妇产医院进一步行盆腔放疗。

笔记

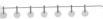

　　妊娠期合并子宫颈癌患者涉及多学科管理，对这类患者的管理治疗应在有条件和经验的医院进行。采取多学科管理模式，包括妇科肿瘤、产科、病理学、影像学医师共同管理，结合患者具体情况，综合子宫颈癌的恶性程度、妊娠周数及胎儿发育情况，采取个体化的管理方案。多学科医师在妊娠期间严密监测患者病情发展及产科情况，并随时沟通。患者及其家属对妊娠的期望是非常重要的因素，在决定治疗方案前，应让患者及其家属有充分的知情权，结合病情，选择是否保留胎儿。对选择保留胎儿者，在整个妊娠期间应随时告知患者及其家属母婴情况，并取得知情同意。

（王　明　朱云霞）

参考文献

[1] SONODA K, OHGAMI T, HACHISUGA M, et al. Difficulty of cervical cancer diagnosis during pregnancy: A case series analysis of the clinicopathological characteristics and prognosis of cervical cancer diagnosed during pregnancy or within 6 months after parturition[J]. Mol Clin Oncol, 2021, 14（4）: 67.

[2] LI M, ZHAO Y, QIE M, et al. Management of Cervical Cancer in Pregnant Women: A Multi-Center Retrospective Study in China[J]. Front Med（Lausanne）, 2020, 7: 538815.

病例 19 妊娠合并颅内静脉窦血栓

病历摘要

【基本信息】

患者，女，34 岁，因"停经 2 月余，恶心、呕吐 5 天，加重 1 天"于 2016 年 4 月 7 日急诊收入院。患者为已婚育龄女性，G3P1。

现病史：平素月经规律，7/30 天，量中等，痛经阴性，末次月经是 2016 年 2 月 7 日。停经 30 天自测早早孕试纸阳性，并行 B 超检查确诊宫内孕。停经后无腹痛及阴道出血，无感冒、发热史。5 天前出现恶心、呕吐等早孕反应，每天呕吐 1～2 次，呕吐物为胃内容物，1 天前呕吐加重，每天呕吐 10 次以上，不能进食水，就诊于外院，查尿酮体（+++），因乙肝表面抗原阳性，转我院就诊，急诊以"妊娠剧吐"收入院。

既往史：5 年前体检发现乙肝表面抗原阳性，肝功能正常。

【体格检查】

体温 36.5 ℃，血压 110/70 mmHg，脉搏 80 次 / 分，呼吸 20 次 / 分，皮肤、黏膜无黄染，无肝掌及蜘蛛痣。心、肺未闻及异常，全腹软，无压痛、反跳痛及肌紧张。阴道无出血。

【辅助检查】

HBV-M 1、HBV-M 4、HBV-M 5 阳性，肝功能正常。B 超：

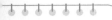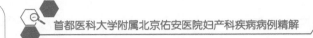

宫内孕，单活胎。尿常规：酮体（+++）。入院后追问病史，近半年有偏头痛，孕前未行头颅 MRI 及 CT 检查，孕期曾于外院神经内科就诊，因患者妊娠期，未予处理。

【诊断】

①G3P1，G8W；②乙肝病毒携带；③妊娠剧吐；④头痛待查。

【诊疗经过】

入院后给予补液对症支持治疗，并给予维生素 B_1 肌内注射营养神经预防 Wernicke 综合征，监测电解质及尿酮体变化，观察患者头痛情况，必要时请神经科会诊。患者处于妊娠早期，入院后头痛无明显加重，头颅 CT 检查有一定放射性，与患者及其家属充分沟通，患者拒绝行头颅 CT 检查。入院后第 4 天患者再次出现头痛，为右侧偏头痛，时轻时重，继续补液、补钾、纠正电解质紊乱治疗，观察病情变化。入院第 7 天，0：40 患者自觉剧烈头痛，视物模糊，进而四肢抽搐，口吐白沫，血压 130/71 mmHg，血糖 5.1 mmol/L，给予吸氧及按压人中后缓解，持续约 2 分钟，1：30 再次抽搐，意识丧失，眼球上翻，牙关紧闭，给予开口器防止舌咬伤，立即给予心电监护，特级护理，开放静脉，给予葡萄糖酸钙 10 mL+50% 葡萄糖 10 mL 静脉推注，抽搐无明显缓解，给予地西泮 20 mg 静脉推注，并给予心电图检查及血气分析，心率最高 168 次 / 分，血压 120/70 mmHg 左右，不除外房扑、频发室性期前收缩，给予去乙酰毛花苷 0.4 mg，心率降至 140 次 / 分左右，继续给予去乙酰毛花苷 0.4 mg+0.9%NaCl 100 mL 慢点 50 mL，心电监护仍提示窦性心动过速，给予盐酸胺碘酮 600 mg+0.9%NaCl 38 mL，以 5 mL/h 泵入，心率降至 110 ～ 120 次 / 分，血压 110/70 mmHg 左右，在取得患者丈夫知情同意后，送 CT 室行头颅 CT 检查，同时联系科主任及院总值班，联系院外会诊及转院。CT 结果提示双侧脑出血，左侧为著，伴破裂至蛛网膜下隙，右侧额叶占位可能。给予甘露醇 250 mL 静脉点滴、卡络磺钠及维生素 K_1 止血治疗，放置导尿管，考虑病情危重，急诊转至专科医院神经内科。外院 CT 结果提示双额叶脑出血，蛛网膜下隙出血可能性大，大脑镰下疝，右侧乙状窦密度增高，静脉窦血栓（？），1 天后患者家属放弃治疗。

病例分析

颅内静脉窦血栓形成（cerebral venous sinus thrombosis，CVST）是由多种原因引起的以脑静脉回流受阻、脑脊液吸收障碍导致颅内高压为特征的特殊类型脑血管病，临床起病急，病情凶险，进展迅猛，患者预后差异很大，如果不及时治疗可能致残、致死，国外文献报道其发病率是（3 ～ 4）/100 万。其中妊娠相关 CVST 指的是自妊娠至产后 6 周内发生的颅内静脉窦血栓，是危及孕妇及胎儿生命的严重并发症之一。由于妊娠相关的 CVST 缺乏特异性临床表现，大多表现为一种或多种高颅压相关的临床症状，比如头痛、急性或亚急性神经功能缺损、癫痫发作、意识障碍，因此易被误诊、漏诊。CVST 发病人群多为青年，尤其好发于中青年女性。有研究表明，CSVT 患者发病平均年龄为 37 岁，女性发病率为男性的 3 倍多，其中 59%CVST 患者处于围产期，随着年龄增长，患病风险也逐渐提高。有 0.004% ～ 0.01% 的孕产妇合并 CVST。CVST 病变部位可原发于脑内浅静脉、深静脉或静脉窦，60% 以上患者病变累及多个静脉窦，其中以上矢状窦发生率居首位，其临床表现复杂多样，诊断困难。

孕产妇发生 CVST 可能与该生理阶段特殊的血凝及代谢状态有关。一般孕妇在早孕期即出现游离蛋白 S 下降，至产后 8 周才逐渐恢复，而且妊娠期可出现凝血因子 VII、凝血因子 VIII、凝血因子 X 浓度增加及纤维蛋白原水平明显升高，直接导致妊娠期高凝状态。产褥期因出汗、出血、血液黏稠度增加和血流速度减慢等因素加剧了血液高凝状态，更易出现血栓形成。此外，剖宫产、高龄、妊娠剧吐、脱水、合并抗磷脂综合征、贫血、同型半胱氨酸水平增高、低颅压（由硬脊膜穿刺诱发）、营养不良、激素水平变化、合并感染、孕产期活动量少等均会增加 CVST 风险。妊娠相关高血压疾病可能增加血液黏稠度、促进血小板黏附及激活血小板聚集性，进一步促进了血栓的形成。栓子一旦形成，脑静脉回流受阻，导致大脑皮层水肿及颅内压增高，进而压迫邻近血管，发生缺血性脑血管病。

CVST 临床症状多样，且可在短时间内迅速进展。患者最常见的症状和体征依次为头痛、局部神经功能缺损、意识障碍及视盘水肿。由于临床表现与妊娠剧吐、颅内肿瘤、高血压等疾病相似，因而误诊率极高。对于妊娠期妇女出现上述症状，应引起临床高度关注。《中国颅内静脉系统血栓形成诊断和治疗指南 2015》也指出，有不明原因的头痛、视盘水肿和颅内压增高患者应考虑 CVST 可能。对于 CVST 的诊断，主要依靠神经影像学检查（如 CT、MRI 及 MRV）为首选检查方法。

CVST 的早期治疗包括稳定生命体征及降低颅内压等对症治疗，但是首要任务仍是开通栓塞静脉及静脉窦，因此抗凝治疗为首选方案，临床多使用低分子肝素，从而溶解已有血栓，并能阻止血栓播散至其他部位。若抗凝治疗无效或患者临床病情加重，应考虑溶栓或手术治疗。对于妇产科医生，一旦怀疑孕妇有 CVST 的可能，应尽快将其转诊至神经病专科医院，接受专业的治疗。

关于既往有 CVST 病史的女性患者是否可以再次妊娠的问题，2011 年 CVST 相关指南指出，有 CVST 病史不是妊娠的禁忌证，但由于存在潜在的病因学基础，建议进一步检查，并咨询血液学专家和（或）孕产妇胎儿医学专家；推荐既往有 CVST 病史的女性患者在妊娠期和产后预防性应用低分子肝素。因此，既往有 CVST 病史的妇女可以妊娠，但应提前咨询相关专家，了解相应风险，包括可能出现的流产、孕晚期产科并发症、再次发生 CVST、其他部位静脉血栓形成以及胚胎致畸性和对胎儿神经发育的影响，做好相关检查及预防工作。

📋 病例点评

妊娠合并 CVST 起病急、病情凶险及致死率高，严重威胁母婴健康。大多数患者起病缓慢，首发症状没有特异性，因此临床上应给予高度的重视。CVST 常发生在女性产褥期及妊娠晚期，而发生在妊娠早期的较为罕见。由于妊娠相关的 CVST 患者诊治的研究很有限，临床医生对于这部分患者的诊疗存在一定盲区，认识不足。该患者以"妊娠剧吐"收入院，患者频繁呕吐，偶有头痛，考虑与妊娠剧吐有关，给予维持体液平衡，纠正酮体治疗，头痛症状没有引起足够重视，未进一步做影像学的检查，及时请相关科室会诊。头痛是妊娠期一种常见的神经系统临床症状，孕妇出现头痛时要做好鉴别诊断，它可出现于多种疾病。遇到头痛的患者，我们可根据头痛的性质、部位、程度和伴随症状，仔细分析引起头痛的真正原因。孕妇头痛可见于偏头痛、蛛网膜下隙出血、垂体瘤和垂体卒中、颅内静脉窦血栓、硬脊膜穿刺后继发的头痛，或由脑膜、鼻窦等感染诱发的头痛，而孕 20 周后的头痛应首先排除子痫前期或子痫。当孕产妇出现癫痫性发作、局灶性神经功能缺损症状、意识障碍和视盘水肿时需要考虑孕妇是否存在 CVST，应行头颅 CT、磁共振等检查，请神经内科医生会诊，及时转诊，及时治疗。

（张　颖　朱云霞）

参考文献

[1] 马浩，沙杜鹃，顾双双，等 . 脑静脉窦血栓形成的治疗进展 [J]. 国际脑血管病杂志，2016，24（5）：447-453.

[2] SAPOSNIK G，BARINAGARREMENTERIA F，BROWN R D Jr，et al. Diagnosis and management of cerebral venous thrombosis：a statement for healthcare professionals from the American Heart Association/American Stroke Association[J]. Stroke，2011，42（4）：1158-1192.

[3] BOUSSER M G，CRASSARD I. Cerebral venous thrombosis，pregnancy and oral contraceptives[J]. Thromb Res，2012，130（Supp 1）：S19-S22.

[4] SILVIS S M，MIDDELDORP S，ZUURBIER S M，et al. Risk factors for cerebral venous thrombosis[J]. Semin Thromb Hemost，2016，42（6）：622-631.

[5] 方小波，梁燕玲. 孕产妇脑静脉窦及静脉血栓形成的早期诊断及误诊分析 [J]. 中国卒中杂志，2015，10（4）：354-358.

[6] PACIARONI M，PALMERINI F，BOGOUSSLAVSKY J，et al. Clinical presentations of cerebral vein and sinus thrombosis[J]. Front Neurol Neurosci，2008，23（1）：77-88.

[7] FERRO J M，CANHÃO P. Cerebral venous sinus thrombosis：update on diagnosis and management[J]. Curr Cardiol Rep，2014，16（9）：523.

笔记

病例 20 妊娠合并乙肝相关性肾炎

病历摘要

【基本信息】

患者，女，32 岁，主因"停经 7 月余伴胎动减少 2 周，尿蛋白升高 16 周"入院。平素月经规律，停经 40 天测尿妊娠反应阳性明确妊娠，出现轻微恶心、呕吐等早孕反应，孕早期无发热、皮疹、阴道出血、腹痛等不适，否认不良理化因素接触史，孕 4 个多月自感胎动活跃至今，孕 14 周于我院建档产检，化验尿蛋白（+++ ～ ++++），D-Dimer 升高为 1606 μg/L，于某医院就诊，定期复查，24 小时尿蛋白波动于 1.015 ～ 6.132 g，口服复方氨基酸胶囊纠正低蛋白血症。孕期化验 HBV-M 1、HBV-M 3、HBV-M 5 阳性，HBV-DNA > $1.70×10^8$ IU/mL，肝功能正常，孕 23 周开始口服替比夫定抗病毒治疗至今。孕期定期产检，无创 DNA 检测提示低风险，排畸 B 超未提示明显异常，OGTT 提示正常。孕晚期无头晕、眼花及双下肢水肿等。现停经 7 月余，1 周前出现少量阴道血性分泌物，今日门诊就诊，行纤连蛋白检测弱阳性，未感腹痛，自感胎动好，无阴道流水等不适，收入院。

既往史：否认乙肝家族聚集现象，既往发现乙肝病毒表面抗原阳性，肝功能正常。否认手术史、外伤史，否认输血史，否认药物过敏史。

月经婚育史：平素月经规律，5/28 天，量中，无痛经，末次月经是 2017 年 3 月 29 日。G5P1，2014 年我院自然分娩一活男婴，体重 2900 g，现体健。自然流产 3 次。配偶体健。

【体格检查】

一般情况好，体温 36.5 ℃，血压 100/60 mmHg，脉搏 84 次 / 分，呼吸 20 次 / 分，皮肤、巩膜无黄染，未见蜘蛛痣，肝掌阴性，心音有力，心律齐，各瓣膜区未闻及病理性杂音，双肺呼吸音清，无干湿性啰音，腹膨隆，肝脾肋下未触及，肝区叩痛阴性，水肿（++++）。产科检查：骨盆外测量无异常，宫高 26 cm，腹围 88 cm，胎位臀位，胎心 140 次 / 分，无宫缩。内诊：骨盆中下段径线正常，宫颈中位、质中、消 50%，宫口未开，胎先露浮。

【辅助检查】

HBV-M 1、HBV-M 3、HBV-M 5 阳性，HBV-DNA ＞ 1.70×10^8 IU/mL，肝功能正常。尿蛋白（+++）。

【诊断】

①G5P1，G30^{+3}W，LOA，先兆早产，肾炎；②HBV 携带。

【诊疗经过】

患者入院后完善相关检查，监测胎心、血压正常，因先兆早产给予地塞米松促胎肺成熟治疗，入院后无明显宫缩，监测尿蛋白（+++ ～ ++++），行 24 小时尿蛋白定量，波动于 22.962 ～ 31.296 g，ALB 最低 16.2 g，给予间断输入新鲜血浆及白蛋白治疗，因水肿合并胸腔积液给予利尿治疗，并请肾内科协助诊治。经积极治疗维持孕周至 32 周，向患者及其家属交代相关病情后，行剖宫产术终止妊娠，术中见羊水清，娩出一女活婴，出生后无窒息，体重 1370 g，手术过程顺利，出血约 200 mL。术后给予预防感染、促子宫复旧及对症支持、补充血浆、利尿等治疗，术后监测血压无异常，24 小时尿蛋白 16.917 ～ 24.830 g，术后恢复良好予以出院。患者于某医院肾内科随诊，行肾穿刺病理提示为膜性肾病，结合患者孕期、产后临床表现及病理结果，考虑乙肝相关性肾炎诊断。

病例分析

乙肝相关性肾炎（hepatitis B virus associated glomerulonephritis，HBV-GN）是指乙肝病毒感染人体后，通过免疫反应形成免疫复合物损伤肾小球，或乙肝病毒直接侵袭肾脏组织引起的肾小球肾炎。Combes 等首次报道了一位乙肝患者无其他诱因出现了肾病综合征症状，其病理表现为膜性肾病，同时在肾小球内还发现了乙肝表面抗原，提示乙型肝炎病毒与肾炎有关。HBV-GN 是儿童膜性肾病常见的病因之一，成人 HBV-GN 如不及时治疗，容易进展为肾功能不全或肾衰竭，故需要加强对 HBV-GN 的认识及诊治。

HBV-GN 多发生于儿童及青少年，男性多于女性。其临床表现通常以肾病综合征或大量蛋白尿为主要或首发症状，以肾病综合征最为常见，有些还表现为血尿、高脂血症、转氨酶升高等症状，也可表现为单纯血尿、单纯蛋白尿。HBV-GN 病理类型表现多样，其中以膜性肾病最为常见，尤其在儿童患者

中国医学临床百家　第一章 产科暨计划生育病例

中。其他病理类型还有 IgA 肾病、毛细血管内增生性肾小球肾炎、局灶性节段性肾小球硬化，还可表现为微小病变性肾病。在该病例中，即以大量蛋白尿及水肿为主要表现，病理为膜性肾病，符合以上特点。

关于 HBV-GN 的发病机制，目前还没有统一的标准，总结相关文献研究，主要有机体内免疫复合物沉积、HBV 病毒直接损伤及机体免疫介导的损伤 3 个方面。基于以上发病机制，HBV-GN 的治疗以抗病毒和免疫抑制治疗为主，抗病毒治疗主要包括干扰素和核苷类似物药物治疗，主要药物有拉米夫定、替比夫定、恩替卡韦、替诺福韦等，适用于乙肝病毒复制期患者。免疫抑制治疗主要通过抑制肾脏炎症反应，减轻组织损伤，保护肾功能，但其应用有加速 DNA 复制风险，故主张谨慎应用或小剂量应用，主要药物包括糖皮质激素、环孢素 A 等。

病例点评

该病例既往有乙肝病史，病毒复制水平较高，孕期无明显诱因发现大量蛋白尿及水肿，孕期给予严密监测，行替比夫定抗病毒治疗，同时行对症支持等治疗，及时终止妊娠，母婴预后良好。患者产后肾穿病理提示为膜性肾病，结合以上表现，考虑诊断为乙肝相关性肾炎，产后随访患者仍存在蛋白尿，已将替比夫定更换为富马酸丙酚替诺福韦治疗，目前病情稳定，仍在严密随访中。乙肝相关性肾炎临床表现多样，可有肾小球疾病的各种表现，且与病理类型存在一定联系，故孕期诊断存

139

在一定难度，当孕妇出现相关表现时，临床医生需考虑到此疾病的可能性，及时请肾内科协助诊治，以延缓病情进展及肾功能损伤，产后行病理检查可进一步明确诊断。HBV-GN 的治疗以抗病毒治疗为主，免疫抑制剂治疗需要慎重选择，适用于乙肝病毒复制阴性、肝脏病变较轻者，其使用时机、使用效果及不良反应还需要更多的临床资料提供循证医学根据，近几年主张适当情况下抗病毒药物与免疫抑制剂联合治疗的临床研究较多，且疗效可靠，不良反应少，但仍需大样本的研究以提供更确切的结论。

（马晓鹏　朱云霞）

参考文献

[1] COMBES B, SHOREY J, BARRERA A, et al. Glomerulonephritis with deposition of Australia antigen-antibody complexes in glomerular basement membrane [J]. Lancet, 1971, 2（7718）: 234-237.

[2] ELEWA U, SANDRI A M, KIM W R, et al. Treatment of hepatitis b virus-associated nephropathy[J]. Nephron Clinical Practice, 2011, 119（1）: c41-c49.

[3] SHI C, HUANG J, LIU X, et al. Diagnostic significance of hepatitis B viral antigens in patients with glomerulonephritis-associated hepatitis B virus infection[J]. Diagnostic Microbiology and Infections Disease, 2012, 72（2）: 156-160.

[4] KHAIRA A, SHAMA U A, DAS P, et al. Hepatitis B virus associated focal and segmental glomerular sclerosis: report of two cases and review of literature[J]. Clinical and Experimental Nephrology, 2009, 13（4）: 373-377.

[5] ZHOU T B, JIANG Z P. Is there an association of hepatitis B virus infection with minimal change disease of nephrotic syndrome? A clinical observational report[J].

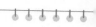

Renal Failure，2015，37（3）：459-461.

[6] FANG J，LI W G，PENG X X，et al. Hepatitis B reactivation in HBsAg-negative/HBcAb-positive patients receiving immunosuppressive therapy for glomerulonephritis：a retrospective analysis[J]. International Urology and Nephrology，2017，49（3）：475-482.

病例 21　胎母输血综合征

病历摘要

【基本信息】

患者，女，33 岁，主因"停经 8 月余伴胎动减少 2 周"于 2018 年 6 月 13 日入院。

现病史：平素月经规律，末次月经是 2017 年 10 月 25 日，停经 30 多天测尿妊娠反应阳性明确妊娠，孕早期无发热、皮疹、阴道出血、腹痛等不适，无明显早孕反应，孕 4 个多月自感胎动活跃至今，我院建档产检，检验 HBV-M 1、HBV-M 4、HBV-M 5 阳性，肝功能正常。早孕期超声核对孕周无误，无创 DNA 检测提示低风险，排畸 B 超未提示明显异常，行 OGTT 诊断为妊娠期糖尿病，给予饮食运动控制血糖，监测血糖尚满意。孕晚期无头晕、眼花及双下肢水肿等。2 周前出现胎动减少，近 1 周胎动明显减少，门诊产检行超声提示羊水偏少，羊水指数 78 mm；行胎心监护提示加速不满意，遂收入院。

既往史：10 余年前发现乙肝病毒表面抗原阳性，肝功能正常，曾给予替比夫定抗病毒治疗。否认手术、外伤史，否认输血史，否认药物过敏史。

月经婚育史：平素月经规律，5/28 天，量中，无痛经，末次月经是 2017 年 10 月 25 日。G5P1，2006 年足月顺娩一女活婴，体重 3450 g，过程顺利，现体健。人工流产 3 次。配偶体健。

【体格检查】

一般情况好，体温 36.8 ℃，血压 110/70 mmHg，脉搏 80 次 / 分，呼吸 22 次 / 分，皮肤、巩膜无黄染，心音有力，心律齐，各瓣膜区未闻及病理性杂音，双肺呼吸音清，无干湿性啰音，腹膨隆，肝脾肋下未触及，肝区叩痛阴性，双下肢无水肿。产科检查：骨盆外测量无异常，宫高 32 cm，腹围 105 cm，胎位头位，胎心 140 次 / 分，可触及不规律宫缩。内诊：骨盆中下段径线正常，宫颈中位、质中、未消，宫口未开，胎先露头，S-2。胎心监护显示基线 140 次 / 分，可见不规律宫缩及正弦曲线。

【诊断】

① G5P1，G33^{+1}W，LOA，妊娠期糖尿病，羊水少，胎儿窘迫；② HBV 携带。

【诊疗经过】

患者入院后完善相关化验，因胎心监护显示正弦曲线，考虑胎儿窘迫（？），决定行急诊剖宫产术终止妊娠，完善术前化验无明显异常，给予持续胎心监护、吸氧，地塞米松 10 mg 肌内注射促胎儿肺成熟治疗，向患者及其家属交代手术风险及新生儿相关风险。术中见羊水清亮，量约 200 mL，术中以 LOA 位娩出一男活婴，脐带过短，娩出过程顺利，新生儿生后全身苍白、水肿，阿氏评分 1 分钟为 6 分，5 分钟、10 分钟均为 7 分，急查血气分析显示血红蛋白未测出，给予保暖、吸氧、气管插管等积极抢救后转院。术中见胎盘水肿、增大，重 900 g。手术过程顺利，出血约 200 mL，术后安返病房。术后给予预防感染、促子宫复旧等治疗，患者恢复好，于术后第 3 天出院。新生儿于外院行输血治疗，预后良好。

病例分析

　　胎母输血是指分娩前或分娩时胎儿血液进入到母体循环系统，是一种生理现象，存在于妊娠和分娩的任何时期，发生在 50% ~ 70% 妊娠中，但当胎儿失血量达到一定水平，导致胎儿不同程度的失血及母体类似溶血性输血反应的一组临床综合征，称为胎母输血综合征（fetomaternal hemorrhage，FMH），FMH 是一种少见的产科疾病，其发病隐匿，临床表现缺乏特异性，早期诊断困难，一旦发生则围产儿病死率较高。本文阐述此病例，也旨在进一步加强对此疾病的临床识别和积极处理。

　　FMH 的病因尚未明确，目前认为可能是由于胎儿脐动脉与绒毛间隙之间形成压力差，造成胎儿血液直接进入绒毛间隙并逆流进入母体血液循环所致。目前报道的主要危险因素有以下几种。①胎盘及脐带因素：绒毛膜癌、胎盘早剥、胎盘植入、脐带血管前置、脐静脉血栓形成等。②母体因素：吸烟、高血压、自身免疫性疾病、多产、外伤等。③临床操作性因素：外倒转术、脐带穿刺、羊膜腔穿刺、人工剥离胎盘等。其发生率由于定义的胎儿失血量不同而异，当胎儿失血量标准定为 30 mL 时，其发生率为 3/1000。FMH 发病初期，胎儿失血量较少的时候，胎儿可通过机体自身反应代偿，一般无明显临床表现，随病情进展进入失代偿期，则可能出现胎动减少或消失、胎心监护异常、胎儿水肿等表现。有研究发现，当胎儿失血量小于 15 mL 时，不会出现临床症状。FMH 患儿出生后的临床表现取决于胎儿失血量的多少及失血时间，可表现为贫血、心率增快、心脏增大等，严重者可出现休克。

FMH 诊断后应及时治疗，如孕周已足月或近足月，则应及时终止妊娠。如孕周小于 32 周，可考虑行胎儿宫内输血治疗，胎儿血红蛋白小于 30 g/L 是宫内输血的指征，最常用的方法是 B 超引导下胎儿血管穿刺行宫内输血治疗，输血量应根据胎儿的体重、孕龄、红细胞比容决定。新生儿出生后，应根据其贫血程度行输血、抗休克、抗感染等治疗，当出现重度贫血时，及时输血治疗是抢救成功的关键，新生儿的血红蛋白水平是影响其长期预后的重要因素。

病例点评

FMH 发病率低，临床症状不典型，早期诊断较为困难，目前尚缺乏特异性诊断标准，且部分患者病情较轻，无典型表现，容易漏诊。80% 以上患者发病原因不明确，大多为原发性。在临床工作中，主要依据胎动减少或消失、胎心监护异常做出诊断，典型病例的胎心监护可表现为正弦曲线。FMH 一经诊断后应根据患者的孕周、病情及早治疗，终止妊娠是其最好的治疗方式。本病例中，患者无明显相关高危因素，但存在胎动减少症状，行胎心监护可见典型正弦曲线，及时手术终止妊娠，胎儿娩出后可见全身皮肤苍白、水肿，可见胎盘水肿、增大，回顾考虑 FMH 诊断，积极抢救新生儿，抢救及时有效，预后良好。目前关于 FMH 的报道与研究大多为小样本研究，故需要我们在临床工作中重视患者主诉，及时发现相关病例，及时治疗，降低围产儿病死率，并加强对患者及新生儿的随访，以积累更多的临床资料，形成统一的诊断标准及规范的管理方案，为以后的临床工作提供指导。

（马晓鹏　朱云霞）

参考文献

[1] SINGH P，SWANSON T. Acute and chronic fetal anemia as a result of fetomaternal hemorrhage [J]. Case Rep Obstet Gynecol，2014，2014：296463.

[2] YAMADA T，MORIKAWA M，NISHIDA R，et al. Changes in hemoglobin F levels in pregnant women unaffected by clinical fetomaternal hemorrhage [J]. Clin Chim Acta，2013，415：124-127.

[3] 李兆娜，张巍. 胎母输血综合征的研究进展 [J]. 中国医刊，2015，50（4）：35-37.

[4] SEBRING E，POLESKY H. Fetomaternal hemorrhage：incidence，risk factors，time of occurrence，and clinical effects [J]. Transfusion，1990，30（4）：344-357.

[5] GEAGHAN S M. Diagnostic laboratory technologies for the fetus and neonate with isoimmunization [J]. Semin Perinatol，2011，35（3）：148-154.

[6] STEFANOVIC V. Fetomaternal hemorrhage complicated pregnancy：risks，identification，and management [J]. Current Opinion in Obstetrics and Gynecology，2016，28（2）：86-94.

[7] 文江舸，刘艳. 新生儿重度贫血 36 例临床特点分析 [J]. 中国中西医结合儿科学，2013，5（3）：202-203.

[8] WYLIE B J，DALTON M E. Fetomaternal hemorrhage [J]. Obstetrics and Gynecology，2010，115（5）：1039-1051.

病例 22   宫颈粘连取环困难

病历摘要

【基本信息】

患者，女，33岁，因"宫内环10年，要求无痛取环"于2019年1月29日入院。

既往史：该患者12年前在我院顺娩一子，产后2年上宫内节育环（爱母环）一枚，1年2个月前（2017年11月）因宫颈上皮内瘤变Ⅲ级，于某三甲医院行宫颈冷刀术，术前未行宫内环取出，宫颈锥切术后未定期复查宫颈愈合情况。

【体格检查】

专科查体：子宫前位，正常大小，质中，活动度好，压痛（－）；双附件区未触及明显肿物，压痛（－）；宫颈形态正常，表面光滑，质中，宫颈外口封闭状态；阴道内少量白色分泌物，无异味。

【辅助检查】

血、尿常规及凝血、肝功能均未见异常，乙肝病毒标记HBV-M1.4.5（＋），余病毒及微生物检测阴性。

盆腔超声：宫内可见节育环回声，位置正常。

骨盆X线片：宫内见"Y"节育环。

147

【诊断】

①宫内节育环（爱母环一枚）；②宫颈锥切术后（冷刀）；③HBV 携带。

【诊疗经过】

1 月 29 日术中见（图 22-1，图 22-2）：宫颈形态尚完整，宫颈外口呈封闭状态，仔细观察宫颈右下角可见直径约 0.1 cm 大小腔隙，探针无法探入。取注射用套管针外套（直径约 0.1 cm，质软）尝试探入腔隙，无阻力。取镊子一侧镊叶轻轻深入腔隙，给予扩张腔隙后，可探及宫腔深 8 cm，随之，扩宫棒 4 号可探入宫腔，将取环钩在外力作用下减小弧度后探入宫腔，取出宫内节育环（爱母环）一枚，术中出血约 1 mL。

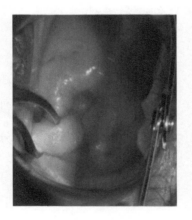

图 22-1　宫颈管粘连

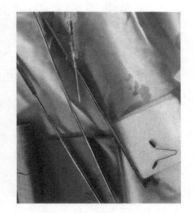

图 22-2　注射用套管针外套
（直径约 0.1 cm，质软）

病例分析

子宫颈上皮内瘤变的高发人群为 25 ～ 35 岁育龄妇女，治疗的主要目的是明确诊断、去除病变及保留子宫，传统的冷刀锥切术虽然保证足够的切除范围和清晰的切缘，但感染、术中和术后出血及宫颈功能不全的发生率均较高。

在宫颈锥切术后对宫颈管粘连的预防主要有以下几种措施，首先对手术操作进行规范，了解切除深度、切除范围，同时准确进行缝合，严格进行止血，合理使用宫颈管模型。此外，术前合理冲洗，术中利用碘仿对感染进行预防。与此同时避免能量器械反复烧灼颈管黏膜，对于围绝经期患者补充低剂量雌激素，术后对患者进行定期随访，如果出现宫颈管粘连现象，需要予以有效的扩张宫颈对症治疗。

病例点评

无论手术大小，需做好术后宣教，术后按时复诊。行宫颈锥切术前应取出宫内节育环。

在临床工作中，遇到突如其来的意外情况不轻易放弃，如本例患者宫颈内口呈封闭状态，仅可见 0.1 cm 大小腔隙，探针头相对钝圆；在保证手术安全的前提下拓宽思路，针对腔隙内部情况不明，取注射用套管针外套（直径约 0.1 cm，质软）探入腔隙，证实无阻力后，探针仍无法探入，因镊子一侧镊叶头相对扁平，有硬度，探入腔隙，再次扩张完成探查，宫腔深8 cm；取环器相对扩张后腔隙弧度大，无法进入腔隙，给予外力作用缩小弧度，成功取出宫腔内节育环（爱母环）1 枚。

继发性宫颈外口狭窄、粘连，表现为宫颈质韧、瘢痕、无弹性，宫颈外口针尖大小，甚至只有宫颈口痕迹。瘢痕之地相对坚硬结实，宫颈外口相对狭小。因宫颈质韧、光滑，稍用力探针便偏移，滑向没固定的宫颈边缘，偏离宫颈外口，导致探针无法进入宫颈内口，对此可以使用双钳固定宫颈，使宫颈展平。

（高　翔　朱云霞）

参考文献

[1] 周艮春. 宫颈 CIN Ⅲ级患者行宫颈锥切术对术后宫颈粘连的预防效果研究 [J]. 中国实用医药，2018，13（15）：70-71.

[2] 谢幸，苟文丽. 妇产科学 [M]. 8 版. 北京：人民卫生出版社，2013：31-304.

[3] 王彩妍. 双钳固定宫颈用于宫颈外口粘连探宫 [J]. 中国计划生育学杂志，2017，25（12）：868.

病例 23　孕中期胎盘植入

病历摘要

【基本信息】

患者，女，27 岁，G3P1，因"停经 15 周，发现剖宫产术后瘢痕妊娠 6 周余"于 2015 年 4 月 23 日入院。患者平素月经规律，末次月经是 2015 年 1 月 12 日，孕 12 周于某医院行盆腔核磁检查提示瘢痕妊娠，因生育要求强烈拒绝手术后出院。孕 15 周因检验乙肝病毒表面抗原阳性就诊我院，门诊以"孕 15 周，瘢痕妊娠"收入院。

【体格检查】

一般情况好，心肺阴性，腹略膨隆，下腹部耻骨联合上 2 cm 可见陈旧性手术瘢痕，肝脾未触及，叩痛阴性，双下肢无水肿。专科检查：胎心好，宫底耻上 2 横指。

【辅助检查】

HBV-M 1、HBV-M 3、HBV-M 5 阳性，肝功能正常，HBV-DNA $4.26×10^3$ IU/mL。B 超：单活胎，双顶径 31 mm，胎盘前壁，0 级，胎盘位于前壁下缘，覆盖宫颈内口，与肌层分界不清，回声不均，可见低回声区。彩色多普勒超声：其内可见丰富血量信号，子宫下段肌层较薄处约 1 mm。盆腔核磁结果回报：宫内孕，胎盘植入子宫左侧壁可能，子宫左侧壁局部

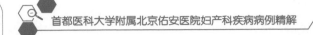

肌层、浆膜层信号中断，增强后似有血流通过。

【诊断】

G2P1，G15W，瘢痕妊娠，胎盘植入，HBV 携带。

【诊疗经过】

经全科讨论分析病例，给予米非司酮 25 mg，每日 2 次口服，共口服 3 天，第 4 天行子宫动脉栓塞术，术后给予米索前列醇 600 μg 口服，次日自排完整胎儿组织，胎儿排出后 3 小时胎盘未剥离，阴道无明显出血，尝试 B 超引导下行胎盘钳夹术，未成功。2 天后行 B 超引导下甲氨蝶呤局部注射，此后定期动态监测血 HCG 呈持续下降趋势，B 超监测胎盘血量，提示胎盘逐步缺血坏死。20 天后行腹腔镜下宫腔镜检查术 + B 超引导下宫腔残留物切除术。术中见宫腔被残留的胎盘及增生的蜕膜组织填充，胎盘大部分坏死，大部分胎盘位于宫腔两侧壁及后壁，左侧壁胎盘部分植入，前壁瘢痕部位有少量胎盘组织。6 天后复查 HCG 121 IU/mL，出院。2017 年该患者再次妊娠足月，未发生胎盘植入及前置胎盘，剖宫产分娩无异常。

病例分析

1. 胎盘植入分类

胎盘植入性疾病（placenta accrete spectrum，PAS）指包括胎盘黏附和侵入异常的相关疾病，其定义包括绒毛侵袭的深度、胎盘小叶植入的横向扩张面积，以及可能的同一胎盘中不同部位侵入深度的组合。PAS 涵盖：①胎盘粘连，指绒毛组织仅仅黏附于子宫肌层表面；②胎盘植入，指绒毛组织侵入子宫肌层深处；③穿透性胎盘植入，指绒毛穿透子宫壁达到子宫浆膜层，甚至侵入宫外盆腔器官。根据植入面积的大小，胎盘植入又可分为局灶性、部分性及完全性胎盘植入。

2. 胎盘植入病因

影响子宫内膜完整性的侵入性操作及某些疾病是造成 PAS 发病的重要原因。除了剖宫产外，任何影响子宫内膜完整性的有创操作如人工流产术、徒手剥取胎盘、炎症、宫腔镜操作、体外受精–胚胎移植均与再次妊娠时发生 PAS 相关。此外，某些异常如双角子宫、子宫腺肌病、黏膜下子宫肌瘤等内膜完整性尚好的病例仍可能发生 PAS，甚至既往无任何异常的孕妇也有发生 PAS 的可能；但造成 PAS 的最主要患病因素仍然是剖宫产后瘢痕子宫。

3. 胎盘植入产前诊断和筛查

超声是诊断 PAS 的优选方案，也是诊断 PAS 最经济、简便、高效的手段。联合灰阶超声和彩超多普勒能够将超声成像的灵敏度提高至约 90%，阴性预测值达 95% ～ 98%。超声诊断 PAS 的准确率受各种因素的影响。为了减少由于主观误差导致的误诊，欧洲异常侵入性胎盘专家组提出了用于 PAS 产前诊断的所有超声征象的标准化描述和名称。2018 胎盘植入指南推荐使用经阴道超声来鉴别宫颈管、子宫内口及胎盘边缘和子宫内口的关系，经阴道超声可更好地对子宫下壁和膀胱界面进行评估。

MRI 检查在评估 PAS 特别是胎盘植入深度等方面具有很

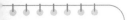 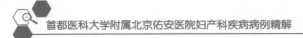

高的预测价值，虽然 MRI 检查并不是常规筛查 PAS 的手段，但 MRI 检查在了解胎盘植入深度方面具有很高的价值。

PAS 筛查的重点人群为合并前次剖宫产史的孕妇，应将无条件救治 PAS 的患者及时转诊，并对这部分孕妇长期跟踪随访。合并瘢痕子宫的孕妇在妊娠早期应咨询相关并发症的风险，特别是可能出现的产后出血、子宫切除等。若经评估继续妊娠的风险很高，应考虑妊娠早期终止妊娠。

一些生物标志物对 PAS 的筛查起到辅助作用，妊娠 11 ～ 12 周，PAS 孕妇血清中的 HCG 及其游离 β 亚基（β-HCG）含量较低，妊娠相关血浆蛋白 -A 的含量较高，而妊娠 14 ～ 22 周孕妇血清 β-HCG 和甲胎蛋白含量高于中位数的 2.5 倍。生物标志物可以与超声成像联合使用以利于筛查 PAS。

超声应当作为 PAS 诊断的首选方式，其在经济性、适用性、安全性、诊断阳性率上均作为最优推荐，但超声诊断征象的存在与否将受检查者对这些征象理解程度的影响。早孕期发现剖宫产切口瘢痕妊娠其后续发生前置胎盘、胎盘植入等风险显著升高，产后出血可能性大，子宫切除风险也显著增高，需要将此风险告知患者并由经验丰富的专业人士进行随访指导。

4. 胎盘植入治疗

（1）非保守性手术治疗：对 PAS 是否选择切除子宫应当根据具体的条件持谨慎态度执行，切除子宫是治疗 PAS 的重要方法之一。在对高度怀疑 PAS 执行剖宫产术时推荐行子宫切除术，只有 15% ～ 32% 专家选择保守治疗。但是否选择切除子宫仍然存在争议，这一决策的制定与当地经济的发达程度、是否有较强的护理团队支持，以及是否能够及时获取有效的血液制品密切相关。

PAS 相关产后出血可考虑使用氨甲环酸减少出血机会，氨甲环酸治疗可显著减少因产后大出血导致的患者死亡，且不增加不良反应的发生率。剖宫产术前给予氨甲环酸可显著减少围手术期前后的失血量及输血需求，而血栓栓塞事件并未增加，也不会增加母体或新生儿的不良后果。

慎重使用动脉球囊阻断术，动脉球囊阻断术是指 X 线引导下将合适规格的球囊引入相关动脉，在子宫大量出血前进行充盈。

术中自体血液回收技术的使用减少了异体血的输入机会，但应该注意自体血进入胎儿循环或其他成分进入母体循环的可能。

行子宫切除术时可考虑全子宫或者次全子宫切除术，二者各有其利弊。全子宫切除术是紧急围产期子宫切除术推荐的手术方法。次全子宫切除术的支持者认为其可减少失血、输血、围手术期并发症和缩短手术时间，但对于宫颈受累的植入或侵袭性胎盘，次全子宫切除术可能无效。另外，目前未发现次全子宫切除术可提供更多的尿路损伤的保护。

如果 PAS 患者遇到子宫周围结构被胎盘广泛侵袭而导致直接剖宫产后子宫切除术非常困难的情况，可能会采用延迟子宫切除以等待胎盘再吸收、血供减少及子宫复旧，以利于随后的再次手术；然而，等待期产妇可能出现凝血功能障碍、大出血和败血症的风险，必须对产妇进行密切跟踪随访。延迟子宫切除术一般在产后 3 ～ 12 周内进行。

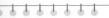 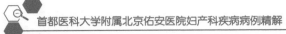

（2）保守治疗：合并胎盘粘连、胎盘植入或穿透性胎盘植入的保守治疗指的是避免围产期子宫切除术及降低相关疾病的发病率。目前，产科学界提出了 4 种类保守治疗的方法，具体包括：①摘除术，手工去除胎盘；②原位留置胎盘，期待疗法；③保守性手术，去除植入区域；④ "3-P" 手术，指切除后缝合周边胎盘植入区域。这些方法已经被单独或联合使用，在许多情况下还会采用诸如介入放射学提出的附加方法。成功的保守治疗方案可保留生育能力，从而减小女性对失去子宫相关的心理影响。

不建议使用甲氨蝶呤辅助治疗促进胎盘剥离。一些研究者提出可使用甲氨蝶呤促进胎盘剥离，甲氨蝶呤能够导致患者骨髓抑制，并且可能会导致其他可能的并发症，如原位留置胎盘的继发性感染。除非有更多证据证明其有效性和安全性，否则不建议使用甲氨蝶呤辅助治疗促进胎盘剥离。

产前预防性血管手术在预防产后出血等并发症方面有一定的价值。预防性血管阻断术包含逐步子宫血管阻断术、子宫双侧动脉结扎术、髂动脉栓塞术或球囊阻断术。考虑行子宫切除术前进行动脉栓塞可降低术中出血的风险。预防性血管阻断术可防止继发性出血的出现，也可加速残留胎盘的吸收。关于髂动脉预防性安置球囊导管阻塞的价值存在争议，因其可出现如腘动脉及髂外动脉血栓、栓塞、动脉破裂，甚至损伤神经的风险。使用预防性腹主动脉球囊阻断可减少术中输血的需求。治疗 PAS 使用预防性双侧髂动脉球囊阻断术之前，需要进行更大规模的研究和随机对照试验，以证明该技术的安全性和有效性。

使用宫腔镜能够有效去除宫腔内的残留组织。宫腔镜去除术可以有效缩短恢复时间，且不会产生严重的不良反应。

高强度聚焦超声治疗 PAS 具有一定优势。目前高强度聚焦超声已被用于治疗阴道分娩后的 PAS，但其安全性和有效性仍需在较大型的前瞻性临床试验中证实。

残留胎盘组织需进行定期随访及检测直至胎盘完全吸收。指南推荐留置胎盘的患者于前 2 个月时每周随访，无并发症的情况下每个月进行随访，直至胎盘完全吸收。

提拉式缝合宫颈的自体填塞技术对产后出血具有一定效果，这一方式是通过将子宫颈翻转到子宫腔内并将宫颈前部或后部缝入子宫下段的前壁或后壁，使子宫颈成为一个自然填塞物，从而达到止血的目的。

病例点评

随着二孩政策的落实，瘢痕妊娠发病率急剧上升，瘢痕妊娠、胎盘植入的凶险性引起产科界的高度重视。针对胎盘植入 2018 年已出指南，治疗方案已成熟和完善，但孕中期瘢痕妊娠、胎盘植入情况的千差万别，无法形成统一的固定模式。尤其在 7 年前，该病例是我院首例，该患者二孩意愿非常强烈，因早孕期间外院建议择期终止妊娠，患者不接受出院，期待至孕中，前来我院，但检查结果 B 超及 MRI 检查均提示存在胎盘植入，患者接受终止妊娠。在治疗方案上，因孕周不足 20 周，即使胎盘覆盖宫颈内口，亦考虑阴道排胎，因患者有再生育要求，且肝功能正常，给予保守药物治疗，米非司酮

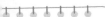 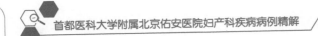

25 mg，每日 2 次口服，共口服 3 天，第 4 天行子宫动脉栓塞术，术后给予米索前列醇 600 μg 口服，次日排胎完整，排胎过程中无出血，但胎儿排出后 3 小时胎盘未剥离，尝试 B 超阴道下胎盘清除术，未果，因钳夹胎盘纹丝不动。2 天后给予甲氨蝶呤一次性 B 超引导下注射，此后每 3 天监测血 HCG 呈持续下降趋势，B 超监测胎盘血量，提示胎盘逐步缺血坏死。20 天后行腹腔镜下宫腔镜检查术 +B 超引导下宫腔残留物切除术。术中见宫腔被残留的胎盘及增生的蜕膜组织充填，胎盘大部分坏死，大部分胎盘位于宫腔两侧壁及后壁，左侧壁胎盘部分植入，前壁瘢痕部位有少量胎盘组织。6 天后复查血 HCG 121 IU/mL，出院，出院后每 2 周复查一次 HCG，4 个月后 HCG 降至正常。2017 年该患者再次妊娠足月，未发生胎盘植入及前置胎盘，剖宫产分娩一男活婴，结局圆满。

（高　翔　朱云霞）

参考文献

[1] 朱方玉，漆洪波．2018 FICO 胎盘植入性疾病指南解读 [J]．中华实用妇科与产科杂志，2018，34（12）：1353-1359．

[2] CHIU T L，SADLER L，WISE M R. Placenta praevia after prior caesarean section：an exploratory case-control study[J]. Aust N Z J Obstet Gynaecol，2013，53（5）：455-458.

[3] SERRAND M，LEFEBVRE A，DELORME E. Bilateral plication of the puborectal muscles：a new surgical concept for treating vulvar widening[J]. J Gynecol Obstet Hum Reprod，2017，46（7）：545-550.

[4] TAM T K B，DOZIER J，MARTIN J N JR. Approaches to reduce urinary tract

injury during management of placenta accreta, increta, and percreta: a systematic review[J]. J Matern Fetal Neonatal Med, 2012, 25 (4): 329-334.

[5] BELFORT M A, SHAMSHIRSAZ A A, FOX K A. A technique to positively identify the vaginal fornices during complicated postpartum hysterectomy[J]. Am J Obstet Gynecol, 2017, 217 (2): 222.e1-222.e3.

[6] Collaborators W T. Effect of early tranexamic acid administration on mortality, hysterectomy, and other morbidities in women with post-partum haemorrhage (WOMAN): an international, randomised, double- blind, placebo- controlled trial[J]. Lancet, 2017, 389 (10084): 2105-2116.

[7] MCDONNELL N J, KENNEDY D, LONG L J, et al. The development and implementation of an obstetric cell salvage service[J]. Anaesth Intensive Care, 2010, 38 (3): 492-499.

[8] ESPER S A, WATERS J H. Intra-operative cell salvage: a fresh look at the indications and contraindications[J]. Blood Transfus, 2011, 9 (2): 139-147.

[9] SENTILHES L, AMBROSELLI C, KAYEM G, et al. Maternal outcome after conservative treatment of placenta accreta[J]. Obstet Gynecol, 2010, 115 (3): 526-534.

[10] SENTILHES L, GOFFINET F, KAYEM G. Management of placenta accreta[J]. Acta Obstet Gynecol Scand, 2013, 92 (10): 1125-1134.

[11] CHEN L H, CHANG S D, HUANG H Y, et al. Repeated pregnancy with concomitant presence of ovarian teratoma: a case report and literature review[J]. Taiwan J Obstet Gynecol, 2017, 56 (5): 694-696.

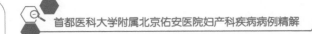

病例 24　妊娠合并肝硬化、巨脾

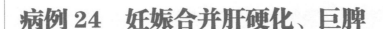

【基本信息】

患者，女，37 岁，G3P2，因"停经 4 个月，发现巨脾 1 周"收入院。

现病史：患者平素月经欠规律，4/45 天，无痛经，月经量不多，末次月经是 2018 年 3 月 31 日，因月经不规律，无不适，未在意，入院 10 天前因双乳胀感自测早早孕试纸阳性，当地医院行 B 超检查提示宫内孕 15 周以上，单活胎，宫内环下移，因脾大且血常规显示红细胞、白细胞、血小板均减少转入我院终止妊娠。

既往史：既往 2 次孕期因贫血给予输血治疗，分娩后未进一步检查贫血原因。否认肝炎病史。

【体格检查】

一般情况好，体温 36.7 ℃，血压 117/72 mmHg，脉搏 100 次 / 分，贫血貌，全身皮肤及黏膜无黄染，未见肝掌及蜘蛛痣。双肺呼吸音清，未闻及干湿啰音。心音有力，心律齐，各瓣膜听诊区未闻及病理性杂音。腹软，脾达脐平。妇科检查：外阴已婚经产型，阴道畅，宫颈光，子宫如孕 16 周大小，无宫缩，活动好，无压痛，双附件未触及明显异常。

【辅助检查】

全血细胞分析：WBC 1.13×10^9/L，HGB 95 g/L，PLT 27×10^9/L。凝血功能正常，肝功能正常，HBsAg 阴性，HBsAb 阳性，HBeAb 阳性，HBcAb 阳性，抗 HCV 阴性，抗 HIV 阴性，RPR 阴性。盆腔彩超：宫内单活胎，宫内环。

【诊断】

结合病史、临床症状、体征及辅助检查结果，初步诊断：G3P2；G16W；肝硬化原因未明，失代偿期；脾大，脾功能亢进；宫内环；轻度贫血。

患者虽乙肝五项中三项抗体增高，但 HBV-DNA ＜100 IU/mL，故排除感染乙肝的可能。入院胃镜检查结果回报：食管上全程可见蓝色、串珠状、结节状静脉曲张，最大直径约 2.0 cm，红色征阳性。胃底可见静脉曲张自贲门向小弯侧延伸。内镜诊断：食管静脉曲张（重度），胃静脉曲张（GOV1型），门脉高压性胃病，慢性萎缩性胃炎（全胃型）（图 24-1）。

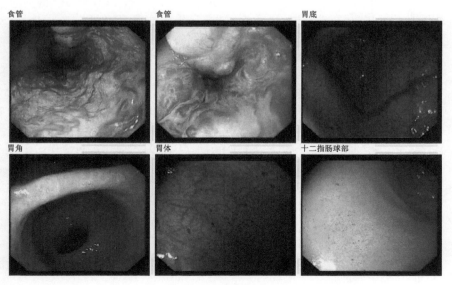

图 24-1　胃镜下所见

【诊疗经过】

入院后组织消化内科、介入科、重症肝病科等全院多学科会诊，给予阿罗洛尔 10 mg，每日 2 次口服降低门脉高压，给予每日间断输血浆及白蛋白，改善肝脏储备功能。行上腹动脉＋门脉系统 CT，了解上腹部血管情况，为紧急出血时行急诊内镜治疗做好准备。给予备红细胞悬液、血小板及重组Ⅶ因子，开启绿色通道；必要时行排胎前子宫动脉栓塞，减少排胎时出血的可能。由于子宫动脉栓塞术费用较高，患者经济能力有限，拒绝行介入治疗。每日给予口服利可君升白细胞治疗，间断输入血浆及白蛋白，入院 1 周后行乳酸依沙吖啶（利凡诺）羊膜腔穿刺术，做好食管胃底静脉破裂出血及产后出血的抢救准备，并与患者及其家属充分沟通病情。穿刺 2 天后出现规律宫缩，给予输血小板 1 个单位，并输冰冻血浆 400 mL，排胎顺利，给予缩宫素 10 U 肌内注射，因胎膜不全，在 B 超引导下行刮宫术，刮出大量胎膜组织，并取出一 "T" 形宫内节育器，阴道出血较多，给予心电监护，林格氏液 500 mL＋缩宫素 20 U 快速静脉点滴，再次输入血小板 1 个单位，阴道仍可见活动性出血，给予纱布阴道填塞压迫止血，持续按摩子宫，子宫收缩逐渐好转，产时出血共约 400 mL，30 分钟后取出阴道内纱布，出血约 100 mL，继续输入血小板及血浆，阴道出血逐渐减少，抢救成功，产后给予静脉点滴头孢美唑钠 2.0 g/d 预防感染、奥美拉唑 40 mg/d 静脉点滴抑制胃酸分泌及促进子宫收缩对症治疗，术后继续口服纠正贫血及升白细胞药物，引产后第 3 天患者出院。

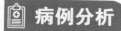 **病例分析**

　　肝硬化是一种常见的慢性肝病，是由一种或多种病因长期或反复作用，造成弥漫性肝脏损伤，包括肝细胞变性坏死及再生结节形成、结缔组织增生及纤维隔形成，致肝小叶结构破坏及假小叶形成，临床上以肝功能损伤及门脉高压为主要表现，晚期常出现严重的并发症。临床分为代偿期和失代偿期，代偿期病变较轻，无特异性，查体肝脏轻度肿大，质地偏硬，脾脏轻到中度肿大，肝功能结果多正常或轻度异常。失代偿期出现肝功能减退和门脉高压的表现，门脉高压主要表现为脾大、脾功能亢进、腹腔积液、侧支循环的建立（食管下段及胃底静脉曲张，腹壁和脐周静脉曲张，痔核的形成）。孕妇妊娠期合并肝硬化是临床较为少见的并发症，是导致孕产妇死亡的重要原因之一。妊娠后孕妇血容量增加，新陈代谢高，营养物质消耗多；胎儿代谢解毒主要依靠母体肝脏；孕期内分泌的变化产生大量雌激素等也需要在肝脏代谢、灭活，这些都加重了肝脏的负担，所以，妊娠期易使原有的肝病恶化，病死率增高。妊娠期生理变化可加重肝硬化的并发症，如门静脉高压症、食管静脉曲张，这种影响在孕 6 周左右开始出现，在孕 30 ～ 34 周达高峰，50% 孕妇会出现轻微的食管静脉曲张。失代偿期肝硬化对孕妇有不良影响，且妊娠不良结局发生率高于代偿期，不良影响包括妊娠期高血压疾病，孕妇引产及阴道分娩过程中的食管静脉破裂出血、肝昏迷、肺栓塞等。妊娠结局与肝硬化的严重程度有关，妊娠合并失代偿期肝硬化妇女的乏力、腹胀、尿

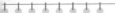
黄、上消化道出血、肝性脑病、肝肾综合征、脾功能亢进和凝血功能障碍发生率均显著高于代偿期肝硬化妊娠患者。孕妇引产造成的疲劳创伤、产后出血及感染等会加重肝硬化的症状，导致其出现腹腔积液、胆红素升高，甚至发生肝功能衰竭，成为孕妇死亡的主要原因，故如果患者在孕前已诊断为失代偿期肝硬化，应建议尽早终止妊娠。

美国肝病研究协会建议，一旦怀孕，女性肝硬化患者应在孕中期进行内镜筛查，以便将孕期风险降到最低。若患者发生食管静脉曲张破裂出血应使用三腔二囊管压迫止血，并且要补充足够的血容量，目前不主张单独使用药物治疗食管静脉曲张。同时，我们应采取积极的预防措施，给予高维生素、适量蛋白和糖类、低盐、低脂肪、易消化的饮食。食物细软，进食不要过快、过多，服药片应尽量研碎，饭后不要立即仰卧，避免胃内容物反流。避免腹压增加的动作（屏气、咳嗽和便秘等）。注意休息，尽可能减少体能消耗。孕期慎用损伤肝脏的药物，减轻肝脏代谢负担。产后应使用加强子宫收缩的药物，预防产后出血，并给予低脂、低盐、流质或半流质饮食，保持水电解质平衡，防止肝性脑病、低血糖、肝肾综合征的发生，进行保肝治疗。由于孕中期血容量增加最快，食管胃底的静脉压增加最快，所以发生食管静脉破裂的风险更大，一旦发生食管静脉破裂出血，与内外科医师一起，根据出血情况选用药物止血及行三腔管气囊填塞术、食管镜下局部静脉注入硬化剂等紧急手术止血。

病例点评

　　该患者脾脏下缘达到脐水平，为巨脾症，胃镜提示重度食管静脉曲张，考虑脾大为肝硬化失代偿引起脾功能亢进所致。其既往两次妊娠史均合并贫血，并行输血治疗，可能肝硬化病程已很长，但未进行系统的检查及治疗，未做好避孕，导致此次意外妊娠。若在孕早期发现应建议其行人工流产终止妊娠，但患者发现已至孕中期，以尽快行乳酸依沙吖啶（利凡诺）引产为宜。由于患者食管静脉重度曲张，引产过程中可能发生食管曲张静脉破裂出血，且出血难以控制，故引产之前行全院多学科会诊，制定抢救预案，术前纠正低蛋白血症、贫血，给予升白细胞治疗、输血浆补充凝血因子，充分备血，在引产过程中，做好 24 小时行紧急内镜下手术治疗的准备。宫缩发动及排胎时及时补充血小板，患者引产过程中共出血 500 mL，抢救成功，挽救了患者的生命。肝硬化失代偿期患者本不应该妊娠，我们应积极开展孕妇学校教育，对患者加强产前及孕期宣教，尤其是肝病妇女应该每年定期体检，发现病情进展，及时治疗，避免意外妊娠及不必要的流产、引产，避免严重并发症的发生。

（张　颖　朱云霞）

参考文献

[1]　夏玲 . 妊娠合并肝硬化二例报告 [J]. 临床误诊误治，2011，24（2）：40.

[2]　EFE C, OZASLAN E, PURNAK T. Outcome of pregnancy in patients with autoimmune hepatitis/primary biliary cirrhosis overlap syndrome: a report of two

cases[J]. Clinics and research in hepatology and gastroenterology，2011，35（10）：687-689.

[3] 黄维，赵明，要慧萍．肝硬化消化道出血合并足月妊娠一例 [J]. 海南医学，2015，26（14）：2166-2167.

[4] 向国良，沈家安，熊裕民，等．肝硬化失代偿期妊娠妇女的妊娠安全及结局分析 [J]. 中国妇幼保健，2014，29（32）：5227-5229.

[5] 张丽菊，王玲．妊娠合并肝硬化 24 例临床分析 [J]. 中国实用妇科与产科杂志，2008，24（10）：777-778.

第二章
妇科病例

病例 25　肝硬化失代偿期合并子宫内膜癌

病历摘要

【基本信息】

患者，女，57 岁，主因"绝经后阴道间断出血半年，发现子宫内膜病变 1 月余"收入院。绝经期女性，G1P1。平素月经规律，（5 ～ 7）/30 天，量中，痛经阴性，56 岁自然绝经。2016 年 3 月开始出现阴道不规则流血，每月 1 次，每次 1 ～ 2 天，量少，不伴有下腹坠痛，就诊当地医院，行 B 超提示宫腔内异常回声，宫内环，给予取环并同时行诊刮术，术后病理回报：子宫内膜腺癌，建议手术治疗。因乙肝病毒表面抗原阳性转入我院，患者近 15 天阴道分泌物增多，黄色黏液样，有异味，无下腹痛，二便正常，无体重减轻。

既往史：1976 年发现慢性支气管炎，1985 年发现乙肝病毒表面抗原阳性，2012 年确诊为乙肝肝硬化失代偿期，现口服恩替卡韦抗病毒治疗，1991 年因胆囊结石行胆囊切除术，2014 年因脾功能亢进、脾梗死行脾切除术。

【体格检查】

一般情况好，体温 36.5 ℃，血压 99/57 mmHg，脉搏 70 次 / 分，呼吸 20 次 / 分，心肺征阴性，腹平软，无压痛，双下肢无水肿。妇科检查：外阴已婚型，阴道畅，可见大量黄色阴道分泌物，宫颈光滑，子宫前位，如孕 6 周大小，质中，活动度差，无压痛，双附件未触及异常。

【辅助检查】

2016 年 8 月某医院子宫内膜病理：（宫腔）子宫内膜样癌。盆腔核磁：结合病史子宫内膜癌可能，侵及肌层，盆腔积液。

患者合并乙型肝炎肝硬化失代偿期，曾行脾切除术，免疫力低。

【诊断】

①子宫内膜癌 Ⅰ B 期；②乙型肝炎肝硬化失代偿期；③慢性支气管炎；④脾切除术后；⑤胆囊切除术后；⑥低蛋白血症；⑦低钾血症；⑧细菌性阴道病；⑨三尖瓣反流；⑩偶发室性期前收缩。

【诊疗经过】

充分评估患者肝脏情况，给予营养支持，预防消化道出血，充分与患者及其家属沟通，术中根据具体情况决定是否行腹主动脉旁淋巴结清扫，于 2016 年 9 月 20 日在全麻下行腹腔镜下筋膜外全子宫及双附件切除术＋盆腔淋巴结清扫术，术中见子宫如孕 6 周大小，表面光滑，双附件未见异常，探查盆侧壁、肠管、膀胱、直肠、腹膜、大网膜及肝脾未见转移，骨盆漏斗韧带、腹主动脉周围静脉呈团状曲张，最粗静脉直径达 1 cm。因盆腔静脉曲张，手术困难，术后剖视子宫，子宫内膜大部分为癌组织，凸向宫腔，肌层浸润。术中出血约 20 mL，补液 1500 mL，尿量 500 mL。术后给予预防感染、奥美拉唑预防消化道出血、输白蛋白、补液等对症治疗，术后 10 天出院。病理回报：高分化子宫内膜样腺癌伴鳞状化生，浸润深肌层（＞1/2 肌层），累及左右宫角，宫颈未见癌，双侧宫旁软组织内未见癌，双侧输卵管及卵巢未见癌，左右侧盆腔淋巴结未见癌转移。术后随访至今，患者恢复好，检查结果正常。

病例分析

1. 子宫内膜癌治疗方案的选择

子宫内膜癌在发达国家是女性生殖系统中最常见的恶性肿瘤，在我国居女性生殖系统恶性肿瘤的第二位，据 2015 年国家癌症中心统计，子宫内膜癌在我国的发病率为 63.4/100 000，病死率为 21.8/100 000。子宫内膜癌治疗原则：子宫内膜癌的

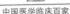

治疗以手术治疗为主，辅以放疗、化疗和激素等综合治疗。应根据病理诊断和组织学类型，以及患者的年龄、全身状况、有无生育要求、有无手术禁忌证、有无内科并发症等综合评估以制定治疗方案。手术是子宫内膜癌的主要治疗手段，除不能耐受手术或晚期无法手术的患者外，都应进行全面的分期手术。对于伴有严重内科并发症、高龄等不宜手术的各期子宫内膜癌，可采用放射治疗和药物治疗。

2. 全面分期手术及辅助治疗方式选择

（1）临床Ⅰ期（子宫内膜癌局限于子宫体）：①进入盆腹腔后首先行腹腔冲洗液细胞学检查；②术式有筋膜外全子宫双附件切除术 ± 盆腔及腹主动脉旁淋巴结切除术；③根据术后病理明确手术病理分期及辅助治疗的应用。

（2）临床Ⅱ期（子宫内膜癌侵犯宫颈间质）：①进入盆腹腔后首先行腹腔冲洗液细胞学检查；②术式有广泛性 / 改良广泛子宫切除术＋双侧附件切除术＋盆腔及腹主动脉旁淋巴结切除术；③根据术后病理明确手术病理分期及辅助治疗的应用。

（3）临床Ⅲ期及以上：应以综合治疗为主，建议行包括子宫＋双侧附件切除在内的肿瘤细胞减灭术，手术目标是尽可能达到没有肉眼可测量的病灶；也可考虑新辅助化疗后再手术。病变超出子宫但局限在盆腔内（转移至阴道、膀胱、结肠 / 直肠、宫旁、淋巴结）无法手术切除者，可行外照射放疗和（或）阴道近距离放疗 ± 全身治疗，也可单纯化疗后再次评估是否可以手术治疗，或者根据治疗效果选择放疗。病变超出腹腔或转移到肝脏者，可行化疗和（或）外照射放疗和（或）激素治疗，

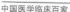

也可考虑姑息性子宫＋双附件切除术。

（4）Ⅱ型子宫内膜癌：包括浆液性腺癌、透明细胞癌及癌肉瘤。其治疗遵循卵巢癌的手术原则和方式。除包括腹腔积液细胞学检查、全子宫双附件切除术及盆腔淋巴结和腹主动脉旁淋巴结切除术外，还应行大网膜切除术及腹膜多点活检。如为晚期，则行肿瘤细胞减灭术。

（5）分期手术中需行全面探查：推荐入腹后取腹腔积液／腹腔冲洗液细胞学检查并单独报告；电凝或钳夹双侧子宫角处输卵管峡部，避免术中操作造成宫腔内肿瘤循输卵管扩散至盆腔；进行全腹腔至盆腔的全面探查，评估腹膜、膈肌及浆膜层有无病灶，在任何可疑部位取活检以排除子宫外病变；切除子宫后剖视子宫检查，必要时行冰冻切片病理检查。术中取下子宫后应先剖视，手术记录应明确癌瘤大小、部位（宫底部或子宫下段／宫颈）、肌层浸润深度（占整个肌层的比例），宫颈峡部及双侧附件有无受累等，仍推荐取腹腔积液／腹腔冲洗液细胞学检查并单独报告。

3. 子宫内膜癌合并肝硬化失代偿期治疗方案的选择

肝硬化失代偿期患者多合并脾功能亢进，三系减少，存在不同程度的营养不良，尤其是凝血功能异常、免疫抵抗力低下，大多无法耐受化疗、放疗，而手术治疗有较高的风险和病死率。陈桥等报道肝脏储备功能越差，手术风险越高，吲哚氰绿试验15分钟滞留率＞40%手术并发症发生率增高；Child A、Child B、Child C 级患者的手术病死率分别为 0 ～ 10%、5% ～ 15%、30% ～ 50%；Child 合并肝硬化所致的手术风险随手术级别升高而增加。对此类合并肝硬化失代偿的子宫内膜癌患者选择何种治疗方案，是急需解决的问题。王迪等对腹腔镜与开腹手术比较治疗子宫内膜癌疗效与安全性进行了 Meta 分析，腹腔镜手术属于微创手术，创伤小，患者术后恢复快，避免了伤口愈合不良、肠梗阻、静脉血栓等术后并发症的发生。该患者 Child 评分为 A 级，肝功能正常，我们为其选择了腹腔镜下筋膜外全子宫及双附件切除术＋盆腔淋巴结清扫术，术中见骨盆漏斗韧带、腹主动脉周围静脉呈团状曲张，最粗静脉直径达 1 cm，手术困难。我们对该患者充分做好围手术期准备，给予保肝、维持水及电解质的稳定，保护胃黏膜，避免使用损伤肝脏的药物，应用三代头孢预防感染，无并发症发生，患者愈后好。

病例点评

刘军等报道，在肝硬化女性患者中异常子宫出血的发生率高达 61%，多发生在围绝经期，大部分患者子宫内膜有不同程度的病理变化。我科统计了 473 例肝病患者异常子宫出血的病理结果，发现在绝经期肝炎肝硬化失代偿期的患者中子宫内膜癌的发生率高达 14.28%，显著高于围绝经期及肝炎病毒携带者的子宫内膜癌的发生率。子宫内膜癌的早期诊断和早期治疗能最大限度地挽救患者的生命。大部分绝经后肝硬化患者的雌激素增高，发生子宫内膜癌概率高，故运用超声等现有的无创检查手段对她们进行定期体检；对于绝经后子宫出血的妇女，如绝经年限较长，阴道超声测量子宫内膜厚度大于 5 mm，子宫内膜形态不规整，回声不均匀，应高度怀疑内膜癌，即使未出现异常，子宫出血也可行诊刮术或宫腔镜检查以明确病变性质，为治疗提供依据。腹腔镜作为一种微创手术，创伤小，且更利于术后恢复，是肝硬化失代偿期合并早期子宫内膜癌患者优先选择的治疗方式，但更重要的是选取 Child 评分为 A、B 级的患者，充分做好围手术期准备，给予保护肝脏的药物、维持水及电解质的稳定，通过输悬浮红细胞、血浆、血小板，应用升白药物，纠正贫血、凝血功能异常及白细胞减少，避免使用损伤肝脏的药物，尽量缩短手术时间，术中气腹压不宜超过 10 mmHg，适当应用抗生素预防感染，可以大大降低发生并发症的风险。

（李秀兰　刘　青）

参考文献

[1] 中国抗癌协会妇科肿瘤专业委员会 . 子宫内膜癌诊断与治疗指南（第四版）[J]. 中国实用妇科与产科杂志，2018，34（8）：880-886.

[2] 王迪，马彩玲，叶远征，等 . 腹腔镜与开腹手术比较治疗子宫内膜癌疗效与安全性的 Meta 分析 [J]. 中国循证医学杂志，2013，13（5）：596-604.

[3] 陈桥，封光华，贾忠 . 非肝脏手术肝硬化患者手术风险与评估 [J]. 医学研究杂志，2012，41（2）：174-177.

[4] 李秀兰，刘青，冉冉，等 . 473 例肝病患者异常子宫出血的病因分析 [J]. 北京医学，2017，39（9）：924-927.

病例 26　肝硬化失代偿期合并宫腔残留

病历摘要

【基本信息】

患者，女，32岁，主因"发现肝硬化5个月，腹胀加重1周"于我院消化科住院治疗。

现病史：患者于2015年6月因脐疝在当地医院就诊，诊断为肝硬化、腹腔积液、脐疝，转入北京某医院，给予保肝、利尿等治疗10余天，腹腔积液未完全消退出院。于2015年10月13日因肝硬化、白细胞及血小板减少，孕4个月在当地医院行中期引产，自诉曾有大出血，给予清宫、输血抢救治疗后，出血控制，术后1周复查B超，宫腔未见残留。引产后仍有腹腔积液、脐疝，因腹胀加重1周于我院消化科住院治疗。

既往史：无饮酒史，无长期服药史。2015年1月行子宫下段剖宫产术，2015年10月孕4月行引产术，术后有输血。

【体格检查】

神清，精神可，计算力及定向力正常，肝掌及蜘蛛痣阴性，皮肤巩膜未见明显黄染，心肺听诊未闻及异常，腹膨隆，脐部外凸，无压痛及反跳痛，肝脾触诊不满意，移动性浊音阳性，莫氏征（-），双下肢无水肿，扑翼样震颤阴性，踝阵挛阴性。

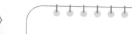

【辅助检查】

肝功能：ALT 17.5 U/L，AST 17.5 U/L，TBIL 23.9 μmol/L，DBIL 8.1 μmol/L，ALB 38.9 g/L。血生化：CREA 45.6 μmol/L，K 3.3 mmol/L。血氨 55.0 μg/dL。凝血项：PT 16.2s，PT% 58.0%。血常规：WBC 2.67×109/L，HGB 89 g/L，PLT 55×109/L。腹部B超：肝前 30mm，下腹 77mm，盆腔 99mm，提示大量腹水。

【诊断】

①肝硬化（失代偿期），腹水，脾功能亢进；②脐疝；③剖宫产术后；④引产术后。

【诊疗经过】

住院后给予保肝、利尿等对症治疗，腹腔积液逐渐好转。2015 年 12 月 6 日出现阴道出血，量较多，妇科彩超提示子宫下段低回声，大小约 19 mm×14 mm 和 25 mm×11 mm，边缘可见血流信号，血 HCG 9.81 IU/L，予以凝血酶、卡络磺钠、维生素 K$_1$ 等止血对症治疗，出血减少。2015 年 12 月 7 日 21：00 突发阴道间断大量出血，伴有血凝块，急查血常规提示 WBC 2.79×10^9/L，HGB 92 g/L，PLT 45×10^9/L，凝血功能 PT 17.1 s，PTA 53%，FIB 2.22 g/L，肝功能正常，急诊 B 超提示宫腔内充满液性暗区，予以输液扩容、巴曲酶等止血治疗，无效果。妇科检查：外阴已婚型，阴道畅，内见暗红色血液，宫颈光滑，宫口可见血液流出，子宫前位，增大如孕 2 个月大小，质软，无压痛，双侧附件未触及异常，考虑宫腔妊娠组织残留，不全流产可能。因患者合并肝硬化失代偿期、腹腔积液、脾功能亢进、脐疝，阴道出血已达 1200 mL，病情危重，故积极配血，扩容对症治疗，向家属交代病情，急诊在全麻下行 B 超监测下宫腔镜下宫腔妊娠残留组织切除术＋分段诊刮术，术中见宫颈管黏膜光滑，子宫内膜稍厚，子宫前壁可见一 4 cm×3 cm×3 cm 的灰白色赘生物，其内相间暗红色残留组织，与肌壁粘连致密，双侧输卵管开口可见。残留物内新生血管，出血较多，期间间断宫颈注射缩宫素 20 个单位促子宫收缩，手术顺利，出血止。术中患者生命体征平稳，术中出血约 20 mL，补液 1600 mL，输悬浮红细胞 4 个单位，血浆 200 mL，尿量 200 mL，因病情重，术后转入 ICU 1 天，术后给予预防感染、预防应激性溃疡、止血、补液等对症治疗，术后第 1 天复查血常规 HGB 55 g/L，PLT $33×10^9$/L，肝肾功能正常，再次给予悬浮红细胞 2 个单位，术后第 3 天复查血 HCG 0.688 IU/L，术后第 6 天痊愈出院。

病例分析

1. 宫腔妊娠组织残留的诊治流程

宫腔妊娠组织物残留是分娩后及流产后较为严重且常见的并发症之一，由于流产不全导致的短期并发症可引起阴道大量出血甚至重度贫血或失血性休克，并发症长期存在导致患者宫腔粘连、闭经甚至不孕，严重影响患者的生命安全和生活质量。

宫腔妊娠组织残留的治疗方案主要包括药物治疗和手术治疗。药物治疗适用于残留物较少、出血少、临床不能耐受手术的患者，常用药物为米非司酮及米索前列醇，两者共同的作用机制包括：①增强子宫的收缩作用，促进宫内组织排出；②促进胶原纤维降解，使宫颈软化、扩张。米非司酮还有导致子宫内膜萎缩，使残留绒毛组织和蜕膜脱落的作用，但药物治疗多不能一次完全排除残留组织物，患者仍需手术治疗。手术治疗适用于药物流产失败及大量阴道出血的患者，主要有刮宫术、吸宫术、子宫动脉栓塞及宫腔镜手术。前两个手术方式是传统的妇产科手术，是相对有效和安全的治疗措施，但由于两者是在非直视的情况下进行，因此往往会造成子宫内膜损伤及宫腔组织物的二次残留，增加宫腔粘连和不孕的风险。子宫动脉栓塞对于临床大量阴道出血、清宫不能止血的患者可以进行初步治疗，但是子宫动脉栓塞毕竟是有创性治疗手段，只有当大量出血而其他方法止血治疗不佳时才需采用。宫腔镜手术既是诊断手段，也是治疗手段，近年来成为治疗宫腔妊娠组织残留的首选治疗方法，尤其适用于中期妊娠引产后，或者产后宫内残留，二者均为高危妊娠物残留，因为妊娠组织直接浸润子宫的基底层，所以残留后出现植入的风险将大大增加，不适合盲目清宫。宫腔镜手术不仅可视残留组织所在部位，同时可观察残留组织大小、形状及周围血运情况，定位准确，克服了盲目性和风险性，从而彻底切除残留组织，术后妊娠结局也较好。

2. 肝硬化失代偿期合并宫腔妊娠组织残留的处理

该患者为肝硬化失代偿期，合并脾功能亢进、大量腹腔积液、脐疝，凝血功能差、免疫力低、身体一般状况较差，Child评分为 B 级，使用药物或手术治疗风险均较大。陈桥等报道，Child A、Child B、Child C 级患者的手术病死率分别为 0 ~ 10%、5% ~ 15%、30% ~ 50%；合并肝硬化所致手术风险随手术级别升高而增加。另外，急诊手术、大手术、手术时间明显延长、大量输血是手术的高危因素。因此，此类患者处理原则：①向患者及其家属充分告知病情及手术风险；②加强围手术期管理；③采取尽可能微创、保守、姑息有效的止血方式；④做好此类患者宣教，肝硬化失代偿期患者一定要做好避孕措施，避免意外妊娠。

病例点评

该患者 32 岁，肝硬化失代偿期，腹腔积液，脐疝，宫腔妊娠组织残留，不全流产，失血性贫血，Child B 级，病情危重，必须立即止血。不全流产导致子宫急性大出血的止血方式：清宫、宫腔镜下残留物切除、子宫动脉栓塞、子宫切除等。考虑患者病情危重，宫腔妊娠组织残留可能，宫腔镜检查能进一步探查宫腔情况，以更微创的方式诊断和处理子宫出血。本例患者通过宫腔镜检查，明确是宫腔残留，与术前诊断相符，宫腔镜下完整切除残留组织，成功止血。另外，由于此类患者凝血功能差，如果切除残留组织后止血效果不理想，无生育要求，或抢救生命需要，可采取阻抗控制子宫内膜去除。

（李秀兰 刘 青）

参考文献

[1] 樊玉春，韩旭．宫腔镜应用于宫腔胚物残留治疗的效果分析 [J]．中国生育健康杂志，2019，30（1）：51-52，56.

[2] 吕珊珊，张慧英．宫腔妊娠组织物残留的诊疗进展 [J]．国际生殖健康 / 计划生育杂志，2018，37（3）：252-256.

[3] 陈桥，封光华，贾忠．非肝脏手术肝硬化患者手术风险与评估 [J]．医学研究杂志，2012，41（2）：174-177.

病例27 肝癌肝功能衰竭合并绝经后阴道出血

📋 病历摘要

【基本信息】

患者，女，65岁，主因"尿黄、眼黄、皮肤黄染、双下肢水肿1个月"收入我院普外科病房。患者于1个月前无明显诱因出现双下肢水肿，皮肤、巩膜轻度黄染，深黄色尿，无发热、反酸、恶心、呕吐、腹痛。腹围逐渐增加，就诊于哈尔滨某医院，查乙肝表面抗原阳性，ALB 27.4 g/L，TBIL 157.1 μmol/L，DBIL 119.3 μmo1/L，PTA 32%。查腹部增强核磁提示：①肝脏多发富血供占位，考虑恶性病变，原发性肝癌可能性大；②肝脏弥漫性改变，考虑肝硬化、脾大、腹腔积液、脾静脉曲张；③肝脏多发囊肿；④胆囊结石，胆囊炎伴周围渗出性改变。胸部CT提示双肺间质性改变。

【体格检查】

神志清，精神可，肝掌阴性，蜘蛛痣阴性，皮肤、巩膜重度黄染，双肺呼吸音清，未闻及干湿性啰音，心律齐，未闻及病理性杂音，腹饱满，无压痛、反跳痛，肝区叩痛阴性，移动性浊音可疑。双下肢轻度水肿，神经系统查体无异常。

【辅助检查】

肝功能：ALB 27.4g/L，TBIL 157.1 μmol/L，DBIL 119.3 μmol/L。

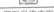
乙肝表面抗原：阳性。凝血项：PTA 32%。腹部增强核磁：①肝脏多发富血供占位，考虑恶性病变，原发性肝癌可能性大；②肝脏弥漫性改变，考虑肝硬化、脾大、腹水、脾静脉曲张；③肝脏多发囊肿；④胆囊结石，胆囊炎伴周围渗出性改变。胸部CT：双肺间质性改变。妇科B超：宫腔内不均质高回声——性质待定，盆腔积液。

【诊断】

①绝经后子宫出血；②宫腔占位；③肝炎肝硬化，乙型，失代偿期；④肝癌，肝功能衰竭；⑤胆囊结石。

【诊疗经过】

患者入院后于普外科给予保肝、降酶、退黄、补充白蛋白、抗感染治疗，完善相关检查后妇科B超提示宫腔内不均质高回声——性质待定，盆腔积液，邀我科会诊，追问病史，患者有间断阴道出血症状，给予止血治疗，可行宫腔镜检查术，但患者肝功能衰竭、凝血功能差，手术风险大，有肝功能进一步恶化、感染加重、子宫大出血、DIC危及生命等可能，家属表示理解并知情，仍要求上述治疗。考虑患者凝血功能差，不排除阴道出血与凝血障碍有关，为防止反复出血危及生命，如术中所见子宫内膜考虑良性可能性大，可同时行子宫内膜去除术，遂于2017年7月18日在全麻下行宫腔镜检查＋分段诊刮＋高频微波子宫内膜去除术。术中见：宫颈管黏膜光滑，宫腔形态正常，子宫内膜菲薄，色淡红，双侧输卵管口可见。行分段诊刮术；向家属交代病情，要求同时行高频微波子宫内膜去除术，宫腔长4.5 cm，宫颈长4.5 cm，测子宫宽度为

180

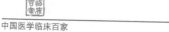

4.2 cm。设置参数功率为 104 W，时间 70 秒，气化子宫内膜，术后探查宫腔见子宫内膜均气化消除。手术顺利，术中出血约 2 mL，术后继续给予头孢噻肟钠舒巴坦钠 9.0 g/d 抗生素静脉点滴预防感染及补液对症治疗，抗生素疗程 2 天，监测肝功能，于术后 1 天转回普外科病房继续治疗。

病例分析

1. 异常子宫出血的分类及诊断依据

既往中国将异常子宫出血（abnormal uterine bleeding，AUB）病因分为器质性疾病、功能失调和医源性病因三大类。国际妇产科联盟将常见的 AUB 病因分为两大类 9 个亚型，按英语首字母缩写为 PALM-COEIN。PALM 部分为通过 B 超、MRI 等影像学检查甚至诊刮组织病理学诊断能明确存在的结构性改变；而 COEIN 部分则是通过这些方法不能确认的子宫结构性改变及非子宫的全身其他原因导致的 AUB。该系统并未包括所有的 AUB 原因，如甲状腺功能减低、肝病、红斑狼疮、肾透析等全身性疾病。

PALM-COEIN 系统主要分为以下几个类型：①息肉（polyp）；②子宫腺肌病（adenomyosis）；③子宫肌瘤（uterine leiomyoma）；④恶变和不典型增生（malignancy and hyperplasia）；⑤全身凝血相关疾病（coagulopathy）；⑥排卵障碍（ovulatory dysfunction）；⑦子宫内膜局部异常（endometrial）；⑧医源性（iatrogenic）；⑨未分类（not yet classified）。

2. 异常子宫出血原因

（1）恶变和不典型增生所致 AUB（AUB-M）：子宫内膜不典型增生和恶变是 AUB 少见而重要的原因。子宫内膜不典型增生是癌前病变，随访 13.4 年癌变率为 8% ～ 29%。常见于多囊卵巢综合征、肥胖、使用他莫昔芬的患者，偶见于有排卵而黄体功能不足者，临床主要表现为不规则子宫出血，可与月经稀发交替发生。少数为经间期出血，患者常有不孕。确诊需行子宫内膜活检病理检查。对于年龄 ≥ 45 岁，长期不规则子宫出血，有子宫内膜癌高危因素（如高血压、肥胖、糖尿病等），B 超提示子宫内膜过度增厚回声不均匀，药物治疗效果不显著者，应行诊刮并行病理检查，有条件者首选宫腔镜直视下活检。该患者入院 B 超提示宫腔内不均质高回声——性质待定，盆腔积液，追问病史，患者有间断阴道出血症状，因此不除外 AUB 是由子宫内膜病变导致，有宫腔镜手术指征。

（2）全身凝血相关疾病所致 AUB（AUB-C）：包括再生障碍性贫血、各类型白血病、各种凝血因子异常、各种原因造成的血小板减少等全身性凝血机制异常。有报道，月经过多的女性中约 13% 有全身性凝血异常。凝血功能异常除表现为月经过多外，也可有月经间期出血和经期延长等。有些育龄期妇女由于血栓性疾病、肾透析或放置心脏支架后必须终身抗凝治疗，因而也可能导致月经过多。该患者有肝炎肝硬化失代偿期病史，肝功能严重受损，造成肝脏产生凝血物质不足而导致出血。

（3）肝硬化会导致脾功能亢进和毛细血管脆性增加从而引起出血性疾病。另外，肝硬化时：①雄激素在肝外转化为雌激

（续表）

素的量增加；②肝灭活雌激素能力降低；③从肝分泌入胆汁的雌激素被再吸收、再利用，即"肠肝循环"；④血清中激素结合球蛋白增加，导致肝硬化患者雌激素水平增高而可能引起女性晚绝经和 AUB，凝血功能障碍进一步加重 AUB。

3. 手术方式选择

（1）肝硬化 Child-Turcotte-Pugh（CTP）评分标准见表 27-1。CTP 分级见表 27-2。

表 27-1　肝硬化 CTP 评分标准

项目	评分		
临床生化指标	1 分	2 分	3 分
肝性脑病（级）	无	1～2	3～4
腹腔积液	无	轻度	中、重度
总胆红素（μmol/L）	＜ 34	34～51	＞ 51
白蛋白（g/L）	＞ 35	28～35	＜ 28
凝血酶原时间延长（s）	＜ 4	4～6	＞ 6

表 27-2　CTP 分级

级别	评分	临床意义		
A 级	5～6 分	手术危险度小	预后最好	1～2 年存活率 85%～100%
B 级	7～9 分	手术危险度中等	预后最差	1～2 年存活率 60%～80%
C 级	≥ 10 分	手术危险度最大		1～2 年存活率 35%～45%

有研究证明，CTP 分级 A 级的患者围术期病死率为 53.3%，而 CTP 分级 B 级的患者围术期病死率为 67.0%，并且

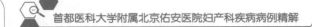

术后可出现腹腔感染、败血症、感染性休克，严重时可出现肝昏迷死亡。该患者无肝性脑病（1分）、轻度腹腔积液（2分）、TBIL 119.3 μmol/L（3分）、ALB 28.2 g/L（2分）、凝血酶原时间 21.7 s，较正常延长 8.9 s（3分），总分 11分，CTP 评级 C 级。

（2）肝硬化患者 AUB 的传统治疗方法为内科保肝、输血，应用多种维生素尤其是维生素 K_1 均衡营养，同时给予常规止血药（氨甲环酸、酚磺乙胺、巴曲酶）、纤维蛋白、血小板等治疗，严重出血患者往往通过反复输血来维持生命，但不能解决子宫出血的根本问题。近年来，随着微创技术的发展，腔内手术成为治疗 AUB 的研究热点，包括宫腔镜下黏膜下子宫肌瘤切除术、子宫内膜息肉切除及子宫内膜切除术等，对于肝硬化 AUB 合并子宫内膜息肉及黏膜下子宫肌瘤的患者，切除内膜息肉及黏膜下子宫肌瘤后同时行阻抗控制子宫内膜去除术，可获得满意效果。一项 26 例样本的异常子宫出血前瞻性研究表明，术后 1、3、6、12 个月子宫出血 CTP 评分较术前明显降低；闭经率分别为 88.5%（23/26）、95.2%（20/21）、100%（19/19）和 92.9%（13/14），有效率均为 100%；生活质量评分较术前明显改善；随访期间有 5 例分别死于原发性肝癌、食管胃底静脉曲张破裂出血、急性心肌梗死和肝硬化失代偿多器官功能衰竭（2 例基线 CTP 分级分别为 9 分和 10 分）。子宫内膜病变患者，随访 1 年无复发及转移。因此，高频微波子宫内膜去除术对肝硬化 AUB 患者是安全、可以耐受、有效的治疗方法，并可提高患者的生活质量，满意率达到 90% 以上。对肝硬化 AUB 患者，尤其是 CTP 分级 B、C 级不能耐受较大肿瘤

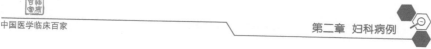

手术的早期子宫内膜癌、预期寿命有限的患者，姑息手术去除导致 AUB 的子宫内膜，控制子宫出血、感染，避免病情恶化甚至死亡，改善生活质量可能是最好的选择。该患者 CTP 分级 C 级，不能耐受较大的手术，因此选择宫腔镜检查术同时行高频子宫内膜去除术。

4. 肝硬化失代偿期患者术后关注要点及处理原则

（1）抗生素选择：对于 HBV 感染人群，可能存在肝功能损伤的情况，在药物选择方面需考虑药物对肝脏的影响，对于严重肝病患者使用克林霉素时需减量慎用，因此对于肝病患者不推荐首选克林霉素进行预防用药，只有在 β 内酰胺类药物过敏的情况下，可选择克林霉素联合氨基糖苷类药物进行预防用药，并需监测患者肝功能。由于克林霉素单独使用无法杀灭妇科手术中常见的革兰阴性杆菌，因此大部分选择头孢美唑钠预防感染，其可杀灭妇科手术中可能的致病菌。该患者为转科患者，术前外科评估后使用三代头孢噻肟钠舒巴坦钠 9.0 g/d 预防感染，为避免更换抗生素后再次发生感染，考虑继续使用三代头孢预防感染。

（2）白蛋白补充：由于白蛋白由肝脏合成，肝硬化术后患者处于高代谢状态，加速了蛋白代谢分解速度，持续保持负氮平衡，患者术后早期会出现全身性炎症反应，尤其在术后 48 小时内将达到高峰，大量细胞因子与炎性介质会对毛细血管内皮细胞造成损伤，增加血管壁的通透性，促使白蛋白渗漏至组织间隙，引发低蛋白血症。由于等渗性白蛋白与人体血浆的胶体渗透压相同，在纠正低蛋白血症的同时不会影响组织间液量，可纠正术后低血容量状态。本研究结果显示使用等渗白蛋白的观察组患者在术后 48 小时内循环指标更加稳定，患者的尿量、中心静脉压及平均动脉压明显高于对照组，因此等渗白蛋白对外科术后扩容效果比高渗白蛋白更为有效。在术后 48 小时后，由于机体的炎症反应状态已经得到有效的改善和控制，此时使用高渗性白蛋白将能够快速纠正低蛋白血症，并常规配以利尿药物，将能够明显改善组织水肿状态。同时，人血白蛋白的有效吸收与利用可加强机体对营养物质的运转，促进体内毒素代谢，改善患者的预后。因此肝硬化患者术后联合使用等渗性白蛋白和高渗性白蛋白能够维持循环指标的稳定，减轻组织水肿，保持脏器的有效灌注，促进患者的康复，在临床中值得应用推广。

🗒 病例点评

该患者主因"尿黄、眼黄、皮肤黄染、双下肢水肿 1 个月"入院，外科拟行肝移植手术，术前化验妇科 B 超提示宫腔内不均质高回声——性质待定，盆腔积液，邀我科会诊，追问病史，患者有间断阴道出血症状，且患者 65 岁，已无生育要求，且 CTP 分级 C 级，无法耐受腹腔镜妇科手术，综合评估后决定行宫腔镜诊刮 + 高频微波子宫内膜去除术。因该手术主要目的为控制 AUB，为肝移植手术做准备，且患者绝经后出血，不排除内膜恶性肿瘤可能，因此需向患者及其家属交代有内膜病变漏诊，术后内膜病变复发可能，知情选择。

（侯 颖 刘 青）

参考文献

[1] 刘青，冉冉.肝硬化患者异常子宫出血的诊断及治疗进展 [J].北京医学，2016，38（12）：1311-1314.

[2] 刘青，李秀兰，刘继娟，等.高频微波子宫内膜去除术治疗肝硬化异常子宫出血的安全性和有效性 [J].肝脏，2016，21（6）：452-455.

[3] 王慧，刘雄昌，张月荣，等.性激素对失代偿期肝硬化患者的影响探讨 [J].中医临床研究，2015，7（7）：44-45.

[4] 刘军，王玲，刘敏，等.肝硬化患者合并非妊娠异常子宫出血的诊断和治疗 [J].中华肝脏病杂志，2011，19（1）：52-54.

[5] 董虹，王燕.NovaSure 子宫内膜去除术治疗异常子宫出血临床研究进展 [J].中华妇幼临床医学杂志（电子版），2015，11（2）：117-120.

[6] 田艳平，孟君，王曙照.HBV 感染人群妇科围术期预防性使用抗菌药物的干预评价 [J].北京医学，2018，40（10）：987-989.

[7] 李健欣，韦德才，吴海波.人血白蛋白在肝硬化围手术期分配应用的疗效研究 [J].中国现代普通外科进展，2017，20（7）：577-579.

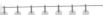

病例 28 病毒性肝炎（乙型 + 丙型）、肾衰竭合并卵巢囊肿

病历摘要

【基本信息】

患者，女，55 岁，主因"发现盆腔肿物 4 年"于我科住院。患者于 4 年前体检行妇科超声提示盆腔肿物，无腹痛、腹胀等自觉不适，定期复查超声，3 个月前我院超声提示肿物大小约 17 cm×13 cm，患者未进一步就诊。近期偶感腹胀，腹部不适感，无异常阴道出血，无明显乏力、纳差等不适，于我院复诊，行超声提示肿物增大至 205 mm×168 mm×117 mm，无回声，提示盆腔囊性肿物。

既往史：50 年前患乙型病毒性肝炎，26 年前患丙型病毒性肝炎，现肝功能正常。高血压病史 9 年，未规律用药，自述监测血压大致正常。慢性肾功能不全病史 9 年，现隔日行肾透析治疗。6 年前因消化道出血，行胃镜下止血手术。否认过敏史。

【体格检查】

生命体征平稳，心肺听诊无异常，一般情况好，腹部膨隆，下腹部可触及一巨大包块，平脐，压痛阴性。妇科检查：外阴已婚型；阴道畅，分泌物少；宫颈光滑，触血阴性；子宫前位，萎缩，质中，活动可，无压痛；盆腔内可扪及直径约

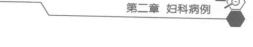

20 cm囊性肿物，表面光滑，无压痛，双附件受肿物遮挡触诊不清。

【辅助检查】

彩超腔内检查（我院，2018-5-23）：盆腔囊性占位，盆腔内可见一205 mm×168 mm×117 mm肿物，无回声，内透声欠佳。肿瘤标志物（我院，2018-5-21）：未见明显异常。肝功能（我院，2018-6-8）：ALT 6.1 U/L，AST 15.2 U/L，ALB 39.1 g/L，TBA 2.3 μmol/L，CRE 459 μmol/L，GFR 8.65 mL/（min·1.73 m²），氯9.3 mmol/L。性激素6项（我院，2018-6-8）：绝经后水平，未见明显异常。

【诊断】

①巨大盆腔肿物；②慢性病毒性肝炎（乙型＋丙型）；③慢性肾功能衰竭；④高血压病。

【诊疗经过】

术前一天行肾透析治疗后，于2018年6月14日行单孔腹腔镜下探查术，术中盆腔内可见一巨大囊肿，约25 cm×20 cm×20 cm，表面光滑，壁薄，将囊内液抽吸出3500 mL后探查见：子宫萎缩，囊肿为左卵巢冠囊肿，左卵巢增大，约3 cm×3 cm×3 cm大小，右侧卵巢增大约5 cm×3 cm×3 cm大小，双侧输卵管外观未见异常。向患者及其家属交代病情，行双侧附件切除术，术中出血约10 mL，术后给予预防感染、补液等对症治疗，术后第2天再次行透析治疗，术后第5天出院。病理回报：①（左侧附件）卵巢浆液性囊肿；系膜副中肾管源性囊肿；输卵管组织未见显著变化。②（右侧附件）卵巢浆液性囊肿；输卵管组织未见显著变化。

病例分析

1. 巨大盆腹腔囊性包块的病理类型

①卵巢黏液性肿瘤；②卵巢浆液性肿瘤；③卵巢黏液性囊腺癌；④卵巢子宫内膜异位症；⑤卵巢冠囊肿。

2. 卵巢囊肿的诊治流程

卵巢囊肿是女性生殖器官比较常见的肿瘤，多发于30～50岁女性群体，患者临床表现为可动性、无痛感、中等以上腹内包块。在早期，患者无明显症状，晚期可能会出现腹胀、腹部肿块等问题。对该疾病进行治疗，多选择手术方式，医生借助切除肿瘤细胞的方式，为患者摆脱疾病困扰。手术目的：明确诊断；切除肿瘤；恶性肿瘤进行手术病理分期；解除并发症。术前应根据患者病史、体征及辅助检查初步评估肿瘤良、恶性，选择合适的手术方式及手术切口。

（1）卵巢良性肿瘤：根据患者年龄、生育要求及对侧卵巢情况，决定手术范围。年轻、单侧肿瘤行患侧肿瘤剔除或卵巢切除术，双侧肿瘤应行肿瘤剔除术。绝经后女性可行子宫及双侧附件切除术，术中因剖检肿瘤，必要时做冰冻病理检查。术中防止肿瘤破裂，避免瘤细胞播散。巨大良性肿瘤可穿刺放液，待体积缩小后取出，但穿刺前需保护穿刺周围皮肤，以防被囊液污染。放液速度应缓慢，以免腹压骤降发生休克。

（2）卵巢恶性肿瘤治疗方式：①手术治疗，早期患者行全面分期手术，晚期患者行肿瘤细胞减灭术；②化学药物治疗，铂类联合紫杉醇；③靶向治疗；④放射治疗。

（3）交界性肿瘤：主要采用手术治疗，对于无生育要求的患者，手术方法同卵巢癌；但对于有生育要求的患者，也可行保留生育功能的手术，术后一般不常规选择辅助性化疗。

（4）复发性恶性肿瘤：一般以化疗为主，手术为辅。

3. 病毒性肝炎合并肾衰竭术式选择

该患者术前化验肿瘤标志物未见明显异常，性激素 6 项提示泌乳素升高，考虑卵巢单纯性肿瘤可能性大；患者血生化提示肾衰竭，术前需再次进行肾透析，以防术后出现肾衰竭加重情况。手术方式选择手术时间短、创伤小的腹腔镜手术，以免因手术时间长、切口大对患者的肝肾功能形成二次打击。同时考虑为减轻手术创伤，利于术后伤口恢复，同时便于术中操作及卵巢囊肿取出，可行单孔腹腔镜探查术，术中对卵巢标本进行剖视，如可疑恶性，送冰冻病理，根据病理结果行下一步手术。患者囊肿巨大，术中对囊内液进行抽吸且对囊内进行反复冲洗，能够有效将囊壁及周围组织进行分离，尽量避免囊肿破裂，导致肿瘤腹腔种植。

病例点评

该患者发现双侧卵巢囊肿 4 年，近期增长迅速，复查超声提示囊肿约 205 mm×168 mm×117 mm，考虑卵巢囊肿，查肿

191

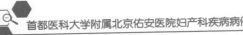
瘤标志物无明显增高，综合考虑良性可能性大。患者 55 岁，无生育要求，且患者性激素提示已达绝经后水平，术中见囊肿良性，同时行双侧附件切除术，但术前需向患者充分交代卵巢恶性肿瘤可能，需二次手术、扩大手术范围、术后放化疗等可能，患者肾衰竭，术后需严格控制入量，注意患者肾小球滤过率及肾功能情况，必要时再次给予肾透析治疗。另外，凡是完成生育，且有手术机会的女性，从减少卵巢癌发生率而言，均应给予同时切除双侧输卵管的提议，知情选择。

（侯　颖　刘　青）

参考文献

[1] 刘裴丽，俞双华，安德祥．卵巢囊肿剥除术后血清抗苗勒管激素与卵巢基质血流变化的临床意义 [J]. 吉林医学，2018，39（10）：1817-1819.

[2] 王义红．腹腔镜治疗卵巢巨大囊肿的手术方法及疗效评估 [J]. 现代诊断与治疗，2016，27（8）：1477-1478.

病例 29　梅毒合并盆腔炎性包块术后并发肠穿孔

病历摘要

【基本信息】

患者，女，43 岁，因"子宫次全切除术后 4 年，发现盆腔包块 3 年余"于 2015 年 12 月 2 日入院。患者 G2P1，39 岁手术绝经，2011 年因子宫腺肌症于外院行开腹次全子宫切除术，术后 8 个月发现双侧附件区囊肿，给予口服中药治疗，定期复查，附件包块逐渐增大。2015 年 11 月 10 日某医院 B 超提示左侧附件上方见不规则囊性包块大小为 7.2 cm×6.9 cm×7.1 cm，盆腔 CT 提示左侧附件区可见多房囊性灶，形态不规则，未见明显壁结节，囊腔较大者约 7.0 cm×5.0 cm×5.4 cm，考虑为左侧卵巢良性肿物，囊腺瘤可能，2015 年 11 月 17 日 CA19-9 53.8 U/mL。患者近 3 个多月自觉下腹痛，以右下腹为重，无异常阴道出血及阴道分泌物，二便正常，因梅毒抗体阳性转至我院进一步治疗。患者 10 余天前术前检查发现梅毒抗体阳性，RPR 阴性。

既往史：1995 年行剖宫产术，术中输血，具体不详。1999 年行阑尾切除术。2010 年因异位妊娠行开腹一侧输卵管切除术。2011 年因子宫腺肌症行开腹子宫次全切除术。2013 年因外伤行锁骨手术。无食物、药物过敏史。

笔记

【专科检查】

外阴无异常，阴道畅，宫颈光滑，举痛阳性，无摇摆痛。盆腔情况：左附件区可触及一直径约 7 cm 包块，不活动，压痛阳性，右附件区未触及包块及压痛。三合诊：同上。

【诊断】

①盆腔肿物；②梅毒；③开腹次全子宫切除术后；④剖宫产术后；⑤异位妊娠术后。

【诊疗经过】

患者于 2015 年 12 月 14 日在全麻下行左侧输卵管切除术＋左侧输卵管卵巢囊肿囊壁切除＋肠粘连松解＋宫颈切除＋膀胱镜检查。术中见：大网膜、肠管广泛致密粘连于前腹壁及盆壁，上缘至脐部下缘宫颈残端。子宫体缺如，左附件区囊肿约 8 cm×8 cm×7 cm，形态不规则，下部为卵巢组织，呈囊壁状，左输卵管积水增粗、迂曲，直径约 1 cm，爬覆囊肿之上，与囊壁融合，伞端未见，囊肿右侧壁与直肠致密粘连，右附件与肠管致密粘连，肠管与盆底盆壁致密粘连。

手术顺利，术后抗感染、补液治疗，术后第 2 天诉下腹部阵发性疼痛，未有肛门自主排气，肠鸣音弱，给予立位腹平片，结果：①双膈下游离气体影，腹腔镜术后改变，请结合临床；②肠管少量积气。白细胞 $1.98×10^9$/L，中性粒细胞百分率 96.7%，淀粉酶 432.0 U/L，C- 反应蛋白 ＞ 200 mg/L。考虑不除外术后合并盆腔感染情况，加用抗生素抗感染治疗，患者术后第 3 天下午腹痛症状加重，查体提示腹部肌紧张明显，板状腹，压痛、反跳痛明显，急查 B 超提示腹腔囊性回声，不除外包裹性积液，排气及肠间少量积气，请外科会诊后，考虑存在肠梗阻或胃肠道损伤，急诊在全麻下行腹腔镜探查，术中见：盆腹腔大量黄绿色液体，量约 500 mL，部分肠管表面覆盖脓苔，主要位于自腹壁分离开的肠管表面，盆腔创面未见活动性出血点，大量生理盐水冲洗盆腔，按顺序探查肝脏、胃、结肠、小肠、肠系膜及大网膜，发现自腹壁分离的小肠上有一长约 0.5 cm 破口，肠管水肿、充血。外科上台后分析肠管穿孔与肠管分离后壁薄、创面大，患者本身肠粘连重，术后肠蠕动慢，出现肠胀气，导致肠穿孔，现术后第 3 天，肠管水肿较重，伴腹腔感染，小肠造瘘口放置蘑菇头引流管，周围放置两个腹腔引流管，盆腔放置一个引流管。术后继续抗感染，禁食 7 天。术后第 46 天，患者病情平稳。3 个月后于外科就诊，行肠吻合手术。因"肠造瘘术后4 月余，肠间隙引流口疼痛 1 天"于 2016 年 5 月 13 日收入院。患者一般情况好，可进普食，1 天前出现肠间隙引流口疼痛，伴臭味。查体：全腹软，无压痛、反跳痛及叩痛，左侧腹壁分别见肠间隙、小肠造瘘口引流管 2 根，引流管通畅，肠间隙引流未见引流液，小肠造瘘口引流管极少红色引流液，左下腹肠间隙引流口红、肿、热、痛明显，未见异常液体流出，有臭味。B 超提示右下腹肠间可探及范围约 44 mm×43 mm 液性暗区，内可见分隔状回声，盆腔可见少量游离液体，厚约6 mm。考虑患者疼痛与左下腹肠间隙引流管有关，于 20165 月 13 日拔出肠间隙引流管，2016 年 7 月 3 日拔出小肠内引流管，并抗感染治疗，后定期换药，患者伤口愈合良好。

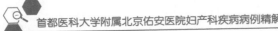
病例分析

1. 盆腔炎性包块是临床常见的妇科疾病

患者由于盆腔内炎症情况未得到有效重视，使得炎症发生病理性病变成包块，进一步威胁患者的身体健康。

2. 肠穿孔

肠穿孔多由异物、外伤或肿瘤引起。肠穿孔常见有腹痛、呕吐、发热、白细胞升高等急腹症表现，其中腹痛以中下腹或全腹多见，因此诊断具有一定困难。

肠穿孔在临床少见，一旦发生穿孔将导致大量的致病菌从结肠内进入腹腔，造成腹腔污染，还会使肠腔内肠液大量积聚，造成水电解质紊乱，全腹腔及盆腔对细菌毒素的吸收可导致弥漫性炎症、感染性休克，诊断或治疗不及时会引起多种并发症，重则死亡。一般感染性休克患者感染时体温在 39 ℃以上或不升，伴有畏寒、寒战、皮肤湿冷、嗜睡、躁动、脉搏细数、脉压减小。但实际上，白细胞在血管中分为循环池和边缘池，平时测得的白细胞是指循环池中的白细胞，白细胞数量急剧减少正是由于白细胞大量黏附在血管内皮上所致；同时，白细胞释放炎症因子，造成毛细血管的严重损伤和渗漏、血容量减少，以及血压和心输出量降低，进一步促进休克发生。因此，白细胞计数低的感染性休克患者病情更加严重。本例患者症状、体征不典型，患者体温波动在 37.2 ～ 37.4 ℃，白细胞计数 $3.0×10^9$/L 反而偏低，掩盖病情未引起重视，导致感染性休克时还未查明是由肠穿孔引起。

3. 子宫切除术后盆腔包块的病理类型

子宫肌瘤和子宫腺肌病为临床上常见的子宫切除原因，子宫切除术后发生盆腔包块可有盆腔包裹性积液、输卵管或卵巢炎症、卵巢良性肿瘤、盆腔子宫内膜异位症、卵巢癌及残留卵巢综合征等。

病例点评

腹腔镜术后，特别是盆腔粘连严重的患者，应重视患者主诉和腹部体征，尤其是有无出现腹膜刺激征，以便尽早发现患者是否出现肠梗阻、肠穿孔，并早期通过各项辅助检查查明病因，警惕并发感染性休克以加重病情。该患者既往多次盆腔手术史，盆腔粘连严重，警惕肠穿孔。

（边美娜　刘　青）

参考文献

[1] 罗海，沈可欣，胡俊，等. 腹腔镜治疗异物所致肠穿孔三例临床分析 [J]. 中华普通外科杂志，2019，34（1）：74-75.

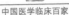

病例 30 梅毒合并盆腔炎性包块

病历摘要

【基本信息】

患者，女，31 岁，因 "B 超发现有附件肿物 1 年，增大 1 月余" 收入院。患者为离婚女性，G3P0，平素月经规律，3/28 天，量中，痛经阴性，末次月经是 2014 年 9 月 7 日。患者于 1 年前在外院体检 B 超见右附件包块，直径约 5 cm（未见报告单）。有尿频，无尿急，月经周期无改变，无腹胀，无纳差、恶心，未行治疗，1 个月前因同房后出血，就诊于外院，B 超提示右侧附件区包块，最大径线 7 cm 左右（未见报告单），建议手术治疗。因梅毒抗体阳性，转至我院，B 超提示右侧附件区见 7.7 cm×4.5 cm 无回声区，CA12-5 48.38 U/mL。

既往史：患者发现梅毒阳性 10 余年，已行驱梅治疗。7 年前因异位妊娠行右侧输卵管切除术，患者有吸烟、饮酒史。

【专科检查】

外阴无异常，阴道畅，宫颈光滑，有触血，子宫前位，大小正常，活动可，无压痛，子宫右侧可触及囊性包块，直径约 6 cm，活动度欠佳，无压痛，左侧附件可触及增厚，未触及包块及压痛。

【诊断】

①盆腔肿物；②梅毒；③异位妊娠术后。

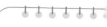

【诊疗经过】

入院后给予肠道、阴道准备后在全麻下行腹腔镜下肠粘连松解＋盆腔包裹性积液切开引流术，术中见大网膜广泛粘连于前腹壁、子宫底部及右侧附件，左侧附件未见异常，电钩紧贴腹壁切断大网膜与前腹壁粘连，钝性加锐性分离大网膜与子宫底部及右侧附件粘连，见子宫正常大小，后壁近宫底部位与肠管肌性粘连，右侧输卵管壶腹部及伞端缺如，与右侧卵巢粘连形成包裹性积液，大小约 7 cm×5 cm×5 cm，电钩紧贴子宫肌壁分离其余肠管粘连，切开包裹性包块，其内为淡黄色液体，内有一分隔，手术顺利，术中出血 20 mL。术后抗感染、补液治疗，术后第 4 天出院。

病例分析

1. 梅毒抗体测定的价值

梅毒是由苍白（梅毒）螺旋体引起的慢性、系统性性传播疾病，由于早期的梅毒症状（尤其是潜伏期、1 期）并不明显，早期的盆腔炎性粘连特异性也相对有限，大部分患者在患病早期无法形成准确的疾病认知，也无法得到有效的诊断和治疗，导致病情持续恶化。

2. 盆腔炎是育龄期妇女的常见病和多发病

起初感染时症状不明显，不易引起患者重视而延长病程，延误治疗，导致盆腔炎发生率增高，当女性生殖道抵抗力降低时潜伏于宫颈黏膜皱襞中的细菌可大量繁殖，首先感染子宫颈黏膜，继而上行引起子宫内膜炎、输卵管炎、输卵管卵巢脓肿甚至盆腔腹膜炎、盆腔脓肿。性生活越混乱，性病患病率越高，盆腔炎患病率也越高。

3. 盆腔炎性包块是女性盆腔脏器内的炎症发展恶化造成的病理性改变

盆腔炎性包块大多由急性输卵管炎造成，患者会出现下腹疼痛、发热、阴道流血等症状，进而危害患者身体健康。

病例点评

盆腔炎是常见的妇科疾病，主要由阴道微生态失衡引发的女性生殖器、盆腔及周围结缔组织的内源性感染导致，常见于育龄期女性。严重者可引起继发性不育、异位妊娠、盆腔脓肿等疾病，对女性的生育健康威胁较大。急性期给予保守治疗，手术可能粘连严重，注意术中轻柔操作，避免副损伤。

（边美娜　刘　青）

参考文献

[1] 孙抗 . 腹腔镜与开腹手术治疗盆腔炎性包块的对比分析 [J]. 数理医药学志，2019，32（4）：51-52.

[2] 杨年红，袁超燕 . 梅毒抗体测定对盆腔炎性粘连的预测价值探究 [J]. 实用妇科内分泌杂志，2018，5（31）：16，22.

[3] 姬海云 . 盆腔炎（PID）的常见致病因素研究 [J]. 临床医药文献杂志，2018，5（77）：35.

病例31 获得性免疫缺陷综合征合并不孕症

病历摘要

【基本信息】

患者，女，31岁，G1P1，性生活正常，未避孕未孕9年，来院就诊。平素月经规律，4/（27～30）天，量中，无痛经，男方精液检查未提示异常。2年前于外院行输卵管通液，提示双侧输卵管不通，未行治疗，患者因患有获得性免疫缺陷综合征，遂转至我院治疗。

既往史：2013年被男友感染为获得性免疫缺陷综合征，无明显症状，规律服用药物治疗。

【体格检查】

妇科查体：阴道畅，分泌物不多，宫颈常大，光滑，质中，子宫前位，正常大小，双附件未及异常。

【辅助检查】

妇科超声：子宫及双附件未见异常。CD4+T淋巴细胞814.07个/μL，余化验未见明显异常。

【诊断】

①继发性不孕；②双侧输卵管阻塞；③获得性免疫缺陷综合征（无症状期）。

【诊疗经过】

患者入院后完善相关检查，无手术禁忌证，于 2017 年 3 月 26 日在全麻下行宫腹腔镜联合探查＋通液术，术中见：子宫正常大小，左输卵管峡部迂曲、僵硬，局部狭窄，并与左侧卵巢固有韧带及左侧卵巢粘连，左侧卵巢与盆壁膜状粘连，右侧输卵管及右侧卵巢未见异常，遂行输卵管亚甲蓝通液术，左侧输卵管不通，右侧输卵管通畅。遂后行宫腔镜检查，见宫管黏膜光滑，宫腔形态正常，子宫内膜不厚，双侧输卵管开口清晰可见。将通液管置入左侧输卵管开口，通液见左侧输卵管峡部不通。遂行腹腔镜下左侧输卵管部分峡部切除＋左侧输卵管吻合术＋盆腔粘连松解术，术后再次行输卵管通液，两侧输卵管伞端均见亚甲蓝液流出。术后 5 个月，患者自然受孕，于 2018 年 5 月行剖宫产分娩一女活婴。

病例分析

1. 不孕症患者诊疗流程

不孕症的因素有很多，首先考虑可能原因，女性不孕因素包括：①盆腔因素。输卵管异常、盆腔粘连、子宫内膜异位症、子宫内膜病变、子宫肌瘤、生殖器肿瘤、生殖器畸形等。②排卵障碍。男性不育因素包括精液异常、性功能异常、免疫因素。以上病因可通过病史、体格检查、性激素水平、精液分析、超声检查、输卵管造影、宫腹腔镜检查等分析原因。根据检查结果，采取相应治疗。治疗方面，女性不孕症可采取重建

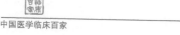
输卵管正常解剖关系、促进卵细胞发育成熟、治疗排卵障碍、辅助生殖技术等方法。

2. 不孕合并 HIV 患者宫腹腔镜手术的临床意义

专家对不孕症的普遍共识是对于经过 12 个月无保护且频繁性生活后未能受孕的夫妻应该进行不孕评估，但若根据病史和体格检查发现认为有需要及在年龄超过 35 岁的妇女中，及早进行评估更为合理。根据体格检查、子宫输卵管造影术（hysterosalpingography，HSG）或病史（如当前痛经、盆腔疼痛或深部性交疼痛，既往复杂性阑尾炎、盆腔感染、盆腔手术或异位妊娠），怀疑子宫内膜异位症或盆腔粘连、输卵管疾病的女性需行腹腔镜检查。进行腹腔镜检查时，医生也会评估输卵管通畅性，因此，腹腔镜检查同时行宫腔镜检查可同时发现多种病因的存在，既可以通过宫腔镜检查了解宫腔的形态及功能、有无宫腔粘连、输卵管子宫腔开口情况等，又可以在腹腔镜直视下判断输卵管的通畅度、梗阻的部位、周围粘连的情况，了解有无子宫内膜异位症及其他盆腔疾病。同时还能根据镜下情况进行手术，如盆腔粘连分离术、输卵管伞端造口术、子宫内膜异位病灶清除术、卵巢囊肿剥除术、宫腔粘连分解术、子宫纵隔切除术、子宫内膜息肉切除术和输卵管疏通术等，不仅术后妊娠率较满意，而且具有创伤小、手术时间短、术中出血少、术后恢复快、住院时间短、并发症少等优点。

3. HIV 合并输卵管不孕治疗原则

美国生殖协会 2012 年共识：对于输卵管近端不通的年轻不孕患者可尝试输卵管近端插管术，年轻的输卵管轻度积水患者可考虑腹腔镜伞端成形术或造口术。手术无法修复的输卵管积水情况，为改善体外受精妊娠率，建议行输卵管切除术和近端切断术。

4. 获得性免疫缺陷综合征合并不孕症手术方式选择

本例患者既往有妊娠史，属于继发不孕。月经周期正常，男方精液检查正常。输卵管造影提示双侧输卵管不通。不孕的因素为输卵管因素。可行腹腔镜检查，在腹腔镜直视下行输卵管通液术，了解输卵管通畅程度、梗阻部位、周围粘连等情况。对于输卵管不同部位的阻塞和粘连，可行腹腔镜下输卵管造口术、整形术、吻合术及输卵管子宫移植术，以达到输卵管再通的目的。同时可行宫腔镜检查了解宫腔的形态及功能、有无宫腔粘连、输卵管子宫腔开口情况等。本例患者与男方均为获得性免疫缺陷综合征患者，无法行辅助生殖技术，因此本例患者应尽可能地保留输卵管。本例患者术中所见：左输卵管峡部迂曲、僵硬，局部狭窄，并与左侧卵巢固有韧带及左侧卵巢粘连，右侧输卵管通畅。宫腔形态正常，子宫内膜不厚，双侧输卵管开口清晰可见。行亚甲蓝通液提示左侧输卵管梗阻部位在峡部。遂行左侧输卵管峡部病损切除＋左侧输卵管吻合术。术后左侧输卵管复通。5个月后患者自然受孕，成功分娩一女婴。

病例点评

本例患者 31 岁，继发性不孕 9 年，性生活规律，激素水平正常，排卵正常，子宫及双侧附件超声未见异常。男方精液检查未提示异常，输卵管造影提示不通，术前考虑不孕因素为输卵管因素可能性大，具备宫腹联合手术指征。应用腹腔镜对输卵管性不孕症的病因诊断具有直观性和准确性，并能针对病因进行手术治疗，增加术后妊娠率，避免了治疗中的盲目。相较于单独腹腔镜手术，腹腔镜联合宫腔镜治疗不孕不育症的效果确切，可提升输卵管疏通效果，提高妊娠成功率，且并发症发生率低，创伤性小，安全性高。该患者与其爱人均为获得性免疫缺陷综合征患者，无法行辅助生殖技术受孕，因此腹腔镜下行盆腔粘连松解术及输卵管整形术可增加受孕率。输卵管功能对于妊娠成功率有很大的影响，输卵管的病变部位、程度均和妊娠结局相关。输卵管吻合术后能提高患者生育能力，影响手术效果的输卵管因素有输卵管吻合的部位、输卵管的长度、吻合前输卵管的病变程度（如粘连、炎症等）。研究表明，输卵管峡部 – 峡部吻合、壶腹部 – 壶腹部吻合效果较好，峡部 – 壶腹部吻合效果较差，吻合术后输卵管的长度 < 5 cm 时效果较差；其次是术者的腹腔镜操作水平，术者技术娴熟，术中缝合得当，出血少，对输卵管的损伤越小，术后输卵管的通畅率越高。另外，术中更应该注意，严禁钳夹正常部位的输卵管，尤其是输卵管伞端，术中精细操作，避免牵拉、撕扯输卵管，术中充分止血，手术结束时清洗盆腔，减少术后盆腔粘连，以提高术后宫内妊娠率，降低术后再次输卵管妊娠率。

（冉 冉 刘 青）

参考文献

[1] 周利萍 . 腹腔镜联合宫腔镜治疗不孕不育症的临床效果及安全性 [J]. 蛇志，2018，30（4）：686-688.

[2] 宫桂花 . 研究分析对不孕不育症患者采用宫腔镜联合腹腔镜手术治疗的临床效果 [J]. 临床医药文献电子杂志，2019，6（14）：28-29.

[3] 李春容 . 腹腔镜下盆腔粘连松解术联合输卵管伞端造口术治疗盆腔炎性不孕的疗效观察 [J]. 中国妇幼保健，2018，33（5）：1117-1119.

[4] 谢晓光，颜小慧 . 腹腔镜下输卵管妊娠切除端端吻合术对妊娠的影响 [J]. 当代医学，2018，24（25）：26-28.

[5] 王静静，刘雅红，应小燕 . 腹腔镜与开腹输卵管吻合术后妊娠率的比较 [J]. 中国微创外科杂志，2014，14（8）：673-674.

[6] 田秦杰，邓珊 . 北京协和医院妇科内分泌疾病病例精解 [M]. 北京：科学技术文献出版社，2018.

病例 32　获得性免疫缺陷综合征合并异位妊娠

病历摘要

【基本信息】

患者，女，32 岁，G1P0 主因"停经 52 天，下腹痛伴阴道出血 12 天"于 2017 年 7 月 6 日急诊入院。患者自诉平素月经规律，（5～6）/30 天，末次月经为 2017 年 5 月 15 日，量、色如既往月经，12 天前无明显诱因出现腹痛伴阴道间断少量流血，自测早早孕试纸阳性，停经后无明显早孕反应，4 天前于外院行超声提示左侧附件包块（未见检查单），2 天前再次出现下腹痛，就诊于当地医院，因患者为获得性免疫缺陷综合征，遂转至我院。2013 年发现获得性免疫缺陷综合征（具体不详），无不适，未给予治疗。

既往史：2008 年至 2013 年有吸毒史，2013 年至 2015 年在戒毒所强制戒毒。

【辅助检查】

血 HCG（外院，2017-7-5）：7246 mIU/mL。妇科超声（外院，2017-7-4）：内膜厚 9 mm，左侧卵巢旁见一孕囊样回声，大小约 14 mm×8 mm×6 mm，其内似见卵黄囊，右侧附件区未见明显异常回声，提示左侧异位妊娠可能性大。CD4$^+$T 淋巴细胞：345/μL，生命体征平稳。妇科检查：外阴已婚未产型，阴道畅，见暗红色血迹，宫颈光滑，无宫颈举痛，无摇摆痛，子宫后位，常大，质中，无压痛，活动可，左侧附件区增厚，轻压痛，右侧附件未扪及包块。

【诊断】

①左侧输卵管壶腹部妊娠流产型；②获得性免疫缺陷综合征无症状期。

【诊疗经过】

患者入院后于 2017 年 7 月 6 日复查超声提示子宫大小约 56 mm×49 mm×45 mm，宫腔内可见 18 mm×15 mm 无回声，边界清楚，双侧附件未见异常。超声提示宫内无回声（孕囊?）遂在住院期间动态监测血 β-HCG：β-HCG（2017-7-6）5623 IU/L，β-HCG（2017-7-7）6631 IU/L，β-HCG（2017-7-10）9657 IU/L。盆腔超声（2017-7-10）：子宫大小约 45 mm×51 mm×38 mm，宫腔内可见 18 mm×7 mm 无回声，左卵巢大小约 23 mm×14 mm，左侧附件区可见 26 mm×17 mm 包块样回声，其内无回声大小约 18 mm×11 mm，其内似可见卵黄囊及长约 8 mm 胎芽样回声，似可见胎心搏动。检查结论：左侧附件区包块——性质待定，宫外孕不除外，宫腔内无回声——性质待定，根据超声及血 β-HCG 结果，考虑异位妊娠诊断可能性大。当日急诊行腹腔镜下探查术，术中见：盆腔积血 50 mL，大网膜粘连于子宫前壁及左侧输卵管，子宫如孕 6 周大小，饱满，后壁与直肠膜状粘连，左侧输卵管迂曲，壶腹部可见一紫蓝色包块，约 3 cm×2 cm×2 cm 大小，左侧卵巢饱满，与同侧阔韧带后叶粘连，右侧输卵管迂曲折叠，将右侧卵

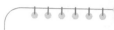

巢包裹其内，与右侧阔韧带后叶粘连。遂行腹腔镜下左侧输卵管切除术＋盆腔粘连松解术＋清宫术。术后 β- HCG（2017-7-11）2512 IU/L。

术后联合抗生素疗程共 5 天。术后恢复好，如期出院。

📋 病例分析

1. 异位妊娠诊断流程

通过病史采集，我们首先获得的临床信息是：患者有停经史，出现了阴道出血伴腹痛症状，一般通过尿妊娠试验将阴道出血原因分为"妊娠相关疾病"和"非妊娠相关疾病"，患者尿妊娠试验阳性，在外院查血 β- HCG 阳性，那么就要考虑妊娠相关的疾病，包括各类流产、葡萄胎、异位妊娠等。经过进一步检查，外院超声提示宫内未见妊娠囊，左侧卵巢旁见一孕囊样回声，其内似见卵黄囊，考虑左侧输卵管异位妊娠可能性大，但为了明确诊断，患者入院后当天于我院复查超声，结果：宫内无回声（孕囊?）结合患者查体情况，患者生命体征平稳，阴道少量出血，左侧附件区有增厚感。其余并无异常。化验提示血 β-HCG 值较低。考虑不除外先兆流产的可能性。但即使患者没有腹部压痛、反跳痛、宫颈举痛、附件包块等典型异位妊娠体征表现，我们仍需警惕，不可以排除"异位妊娠"这个诊断。

2. 治疗方法

根据患者目前诊断，入院后暂先监测血 β- HCG 及盆腔超

笔记

209

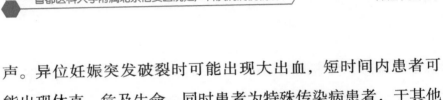

声。异位妊娠突发破裂时可能出现大出血，短时间内患者可能出现休克，危及生命。同时患者为特殊传染病患者，于其他医院就诊及治疗程序困难。遂要求患者必须住院观察，严密监测患者的生命体征、腹痛及阴道出血的情况。2017 年 7 月 10 日，患者复查超声提示左附件区包块——性质待定，宫外孕不除外，宫腔内无回声——性质待定，宫腔积液？患者血 β- HCG 提示持续性升高。根据超声结果及血 β- HCG 情况，患者的诊断再次倾向于异位妊娠，但宫内的无回声提示仍不能除外先兆流产的情况，也有可能宫内、宫外同时妊娠。患者血 β- HCG > 3000 IU/L 且持续升高，可疑有胎心搏动，附件区包块较大。患者存在手术指征。手术可经腹或腹腔镜完成。

3. 获得性免疫缺陷综合征患者特殊注意事项

患者既往为吸毒人群，且为获得性免疫缺陷综合征患者，住院期间除临床监测外还需评估患者心理情况。详细向患者交代病情，告知风险，尽量帮助患者缓解压力，使患者有良好的依从性。

4. 异位妊娠合并获得性免疫缺陷综合征手术方式的选择

术前患者生命体征平稳，未合并内出血及休克，且患者为获得性免疫缺陷综合征未治疗，$CD4^+T$ 淋巴细胞较低，免疫力较低，患者术后感染风险较大，可能存在伤口不愈合的情况。同时经腹手术对医护人员暴露风险较大。腹腔镜手术具有创伤小、并发症少、术后恢复快、减少医务人员暴露的特点。因此，腹腔镜手术是最佳方案。另外，超声提示患者宫内可见无回声，术中需行清宫术明确诊断。根据术中情况，患者左侧输卵管壶腹部异位妊娠包块约 3 cm×2 cm×2 cm 大小，输卵管切除术出血少，并发症少，是治疗输卵管妊娠的首选方式。输卵管开窗术适用于有生育要求的妇女，但发生持续性异位妊娠以及再次异位妊娠的风险较大，该患者盆腔粘连，术后再次粘连可能性大，保守手术增加了再次异位妊娠的风险，因此选择行单侧输卵管切除术。术中医护人员均需要穿着一次性隔离衣，使用一次消毒隔离单，佩戴防护手套及面屏，加强自我防护，避免暴露风险。患者术前 CD4$^+$T 淋巴细胞较低，感染风险大，术后使用联合抗生素，并延长了抗生素使用疗程。

病例点评

该病例讨论了艾滋病患者急诊手术的术前检查及准备、手术方式的选择、术后针对性的处理。同时需要引起重视的是手术防护情况，术中要落实隔离措施，医护人员要自我保护。另外，术后为患者提供亲情服务，做好心理护理，争取家属支持。对于艾滋病患者做好围手术期的处理及各项准备工作，科学制定手术方案，严格遵守感染手术操作规程，术后及时处理并发症，艾滋病患者的急诊手术是可以安全开展的。艾滋病不是急诊手术禁忌。

（冉 冉 刘 青）

参考文献

[1] 张赛宜，马建文 . 女性吸毒的认知心理及对策研究 [J]. 武汉理工大学学报（社会科学版），2018，31（3）：33-38.

[2] 梁康俊,何烨露,吴丽容,等.吸毒人员心理健康现状及对策探析[J].科教文汇(中旬刊),2018,(29):156-158,167.

[3] 陆雪萍,卢柳青,石柳春.艾滋病合并外科疾病30例的围术期护理[J].解放军护理杂志,2012,29(8):49-50,52.

[4] 曲莹,尹海燕.腹腔镜与开腹手术治疗异位妊娠的比较分析[J].中国继续医学教育,2019,11(4):108-109.

[5] 李源,潘彩芳.艾滋病手术患者围术期的护理与管理[J].内科,2010,5(6):639-641.

[6] 钱南平,李志刚,魏兴随,等.艾滋病患者急诊手术的围手术期处理[J].中国医药科学,2012,2(9):133-134.

[7] 谢幸,苟文丽.妇产科学[M].8版.北京:人民卫生出版社,2013.

笔记